JN209172

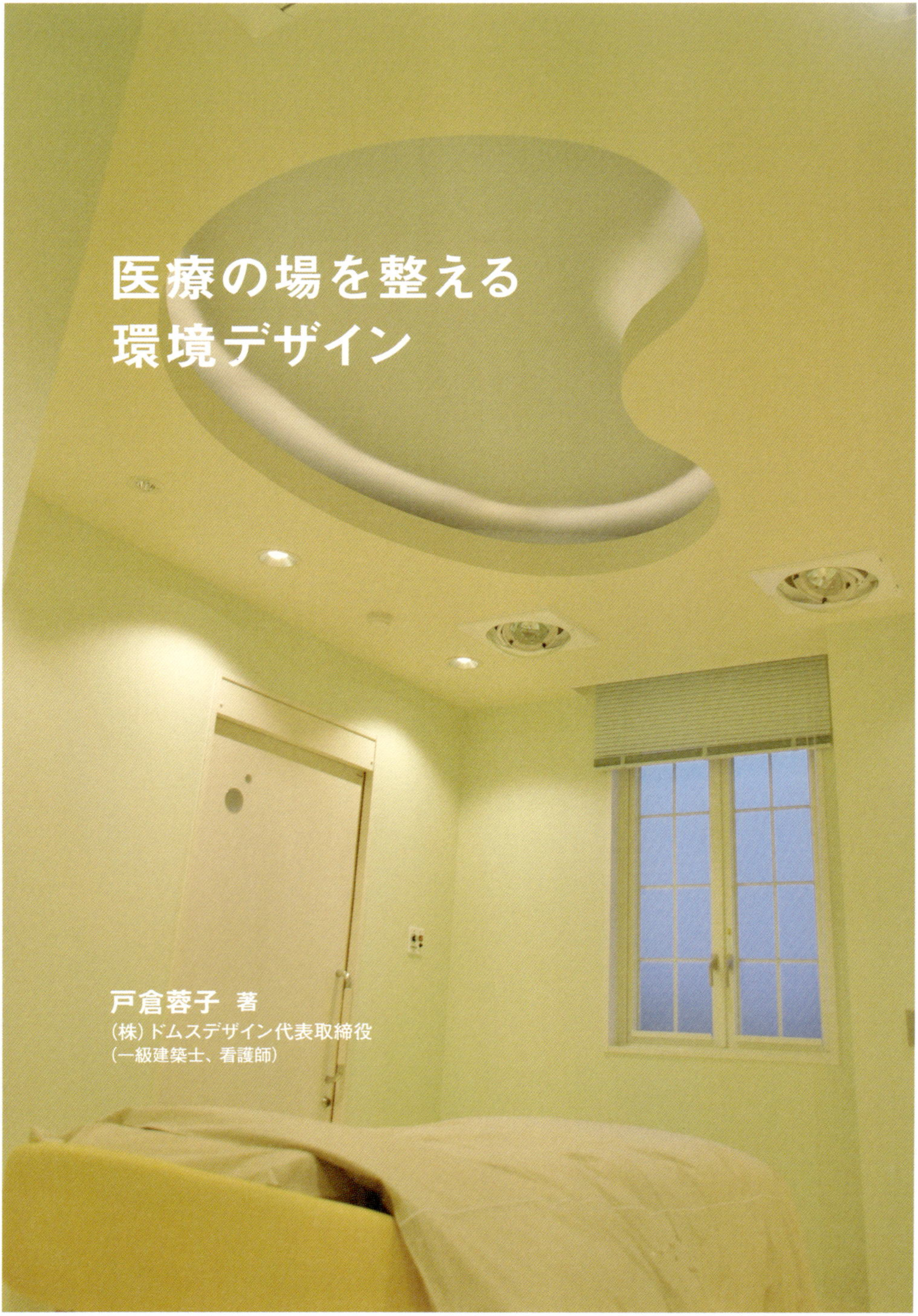

医療の場を整える環境デザイン

戸倉蓉子 著
(株)ドムスデザイン代表取締役
(一級建築士、看護師)

はじめに

看護の現場で環境の大切さに目覚め、建築デザイナーの道へ

私は小学5年生のとき、ナイチンゲールの伝記を読んでとても感動しました。看護師の仕事にあこがれ、卒業文集に「将来の夢は看護婦さん」と書きました。

1984年、その夢を叶えた私は慶應義塾大学病院で働き始めました。配属されたのは小児科病棟。しかしその嬉しさとは裏腹に、気づかされたのは、自分の無力さと無機質な病棟環境でした。

私は、ここで初めて**人が元気になる環境づくり**の必要性を痛感しました。

白血病を患う小学5年生の少女の担当になったときのことです。闘病の苦しさから笑顔を見せてくれない彼女でしたが、ある日私がベッドサイドに一輪のガーベラの花を飾ったことで初めて笑顔を見せてくれたのです。「看護婦さん、ありがとう」。彼女にそう言われたとき、私は「これだ！」と感じました。

病気を患う患者さんにとって必要なのは、手術や化学療法だけではなく**明日へ向かって生きようとする気持ち、希望**なのではないか。一輪のガーベラから希望をもらうように、病院の環境には生きよう、治ろうという気持ちにさせる何かが必要なのではないかと考えたのです。

そこで、病院内をできるだけよい環境にしたいと思い、ナイチンゲールにならって、身のまわりにある環境から変えていこうと試みました。たとえば、リハビリテーションで廊下を何往復もする患者さんたちを見て、その単調さを解消できるような院内のリハビリコースを考え、師長に提案してみました。しかし師長は私を叱責しました。「病院の中をテーマパークのように歩かせるなんて、何か事故が起きたら誰が責任をとるの！」と。

今振り返ると、師長としては当然の対応だったと思いますが、私は病棟で苦しい闘病生活を送る子どもたちが、少しでも楽しくなり喜ぶことで、生きる希望を持ってもらいたかったのです。新人看護師ができることの限界を感じました。ある日の夜勤明け、しらじらとした空を見たときに不思議な力がみなぎりました。そして「看護師を辞めて自分の理想の病院をつくろう！」と思ったのです。

退職後は約半年間、米国と欧州のホテルや病院などを見て歩きました。日本と全く違う住環境や人々の暮らしぶりに感動する毎日でした。

中でもいちばん影響を受けたのはイタリアです。ローマやフィレンツェの街を見たとき、私が求めていたのはこれだと思いました。古代ローマ帝国からの建築物が多く残り、歴史に培われた独特の雰囲気の中で、人々の生活は花や緑の色で溢れ、人生を謳歌していました。すべてが私にとって魅力的でした。

私が建築の仕事で最も重要だと考えている「人間が主役となる空間づくり」が、イタリアにはありました。「イタリア」という生涯のテーマを見つけた後は、新宿にあるリフォームを主業とするインテリアデザイン事務所に就職しました。

チラシ配布、営業、プランニング、業者手配、現場管理、集金などリフォームに関わるさまざまな業務を経験しました。忙しい毎日の中、仕事上の必要に迫られ、インテリアコーディネーターと二級建築士の資格も取得しました。お客様と接する中で、いい仕事をするには建築士の資格が必要だったからです。たとえば、ある所定の位置に私が窓をつくりたいと思っても、建物の構造・骨組みなど建築知識がなければ、設計担当者と対等に話ができません。インテリアにおいても同じです。

1998年に思い切ってイタリア・ミラノの建築デザイン大学に留学しました。留学すると仕事を中断しなくてはいけませんでしたが、10年後、20年後にもっといい仕事をするための基礎づくりをしたかったのです。建築家の師匠パオロ・ナーバ先生の下で修行する以外に、学友との交流など、イタリアでの留学生活全体で数多く得るものがありました。

イタリアでは、街が美しく、暮らしが美しく、暮らしの中の感動が身近にありました。そんな毎日を送っていると、自己免疫力が高まり病気にならずに過ごせるのではないかとまで思ったほどです。病院のつくり方、家のつくり方のヒントがイタリアの街中に溢れていました。

「帰国したら人生を豊かにするデザインの事務所をつくりたい」と、建築デザイン学校の学友（イタリア人）に話しました。彼の提案から、ラテン語で**家**という意味（人が集まる場所）の**Domus**（**ドムス**）を会社名として、帰国後、デザイン会社・ドムスデザインを設立しました。

会社設立後は、社長業と並行して一級建築士取得の受験勉強をしました。夜間や休日は受験対策の学校、歩きながらも勉強をして、信号が赤になったら対策本を開きました。その甲斐あって、2000年に一級建築士試験にも合格し、一級建築士事務所として仕事ができる基盤が整いました。

病気でなくても行きたくなる医療施設づくり

看護と建築の仕事はとてもよく似ていると感じます。家づくりは人づくり。その人の生活環境がよくなると気持ちが安定し、病気にもなりにくくなります。看護の世界でもこれからは予防医療の提案、つまり病気を治すだけでなく、病気にならない生き方を提案していけるのではないかと思っています。

私の建築デザインの大きなコンセプトは、「建物に元気を与える」です。これはイタリア留学の体験から得たものです。病気にならない建築デザインに情熱をそそぎ、万が一病気になっても、治ろうとする気持ちがわきあがるようなデザイン。住む人や訪れる人が感動してパワーをもらえるようなデザインを心がけています。

以前に手がけた医療施設の院長先生からは「あなたのデザインは人間工学に基づいた快適性や安寧の追求だけではなく、人の喜び・幸せのようなメンタルな部分にも踏み込んだ提案があるので楽しいよ」と言っていただいたことがあります。私のデザインに対する思いを理解していただき、まかせていただける仕事も増えてきました。感謝です。

本書では、これまで私が手がけてきた仕事を中心に**①医療施設の建物やインテリアに関するデザイン**、**②看護・介護の現場を整えるためのアイデア・提案**について、大きく写真を提示してその概要を解説しました。また、**①と②を総称して環境デザイン**と位置づけています。

本書で掲げた50の提案の中には、明日からでも自施設に導入できるようなアイデアもあります。それらの中には、看護師をしていた経験を生かし、医療スタッフと患者さんの橋渡しにもなるような思いを込めています。自施設の看護・介護の環境を整えることで、患者さんや働くスタッフが元気になれる施設にしていきませんか？

CONTENTS

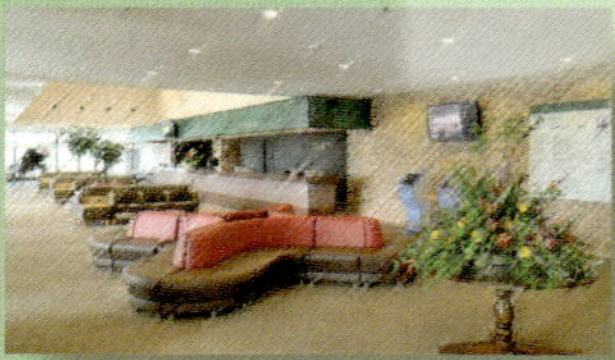

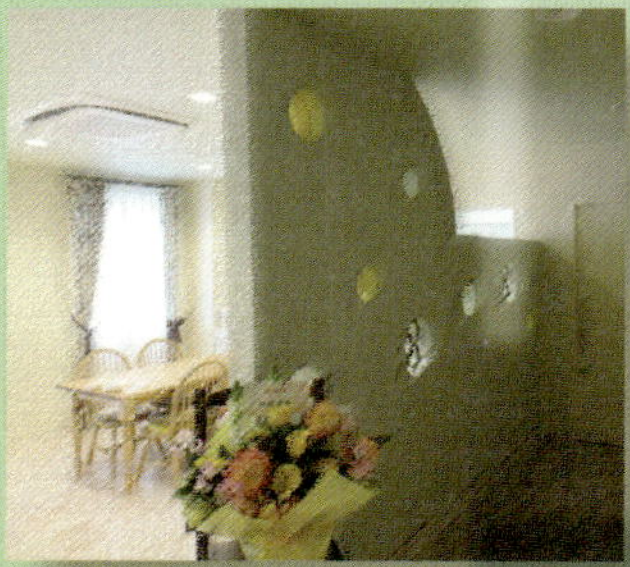

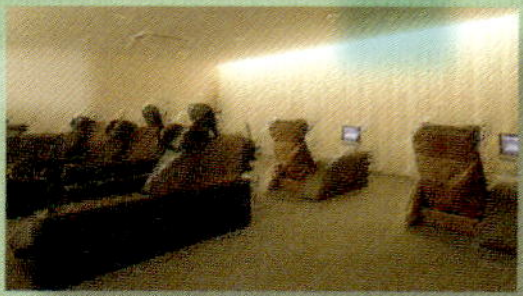

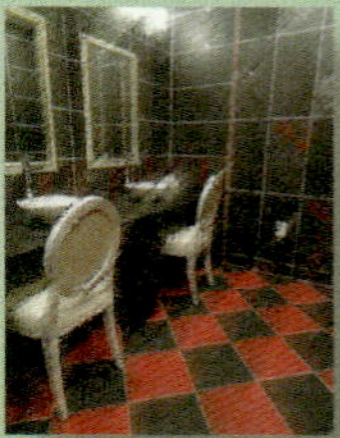

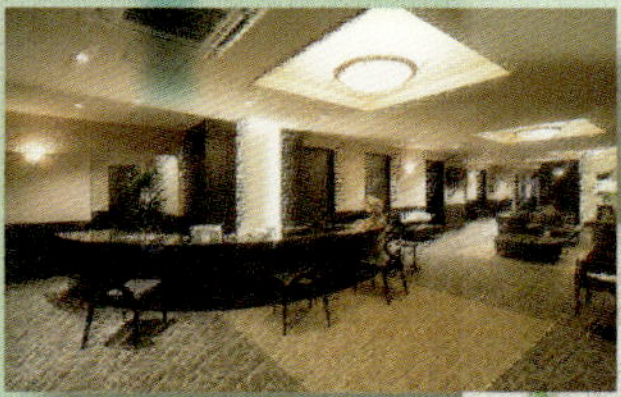

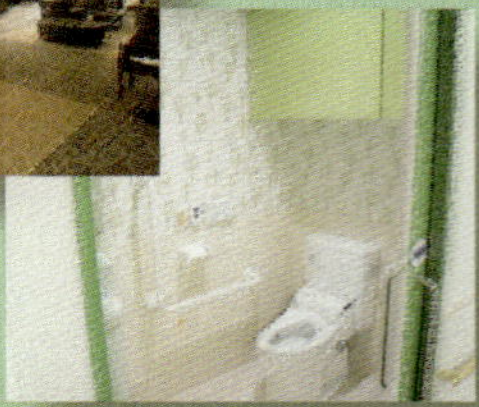

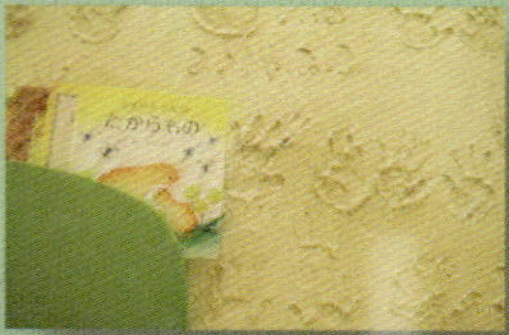
たからもの

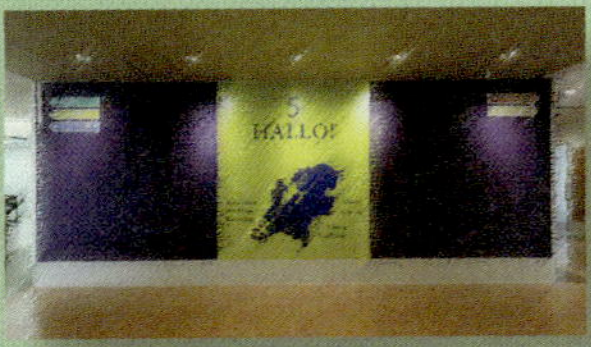
HALLO!

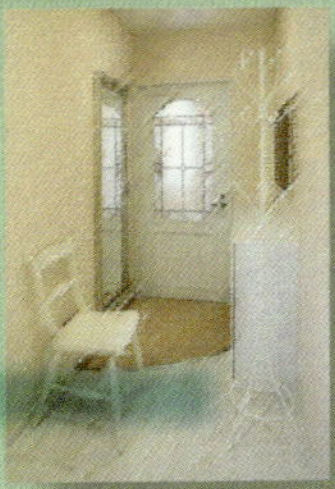

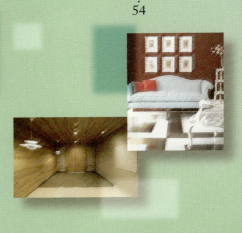

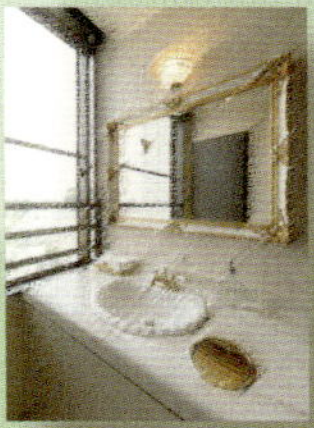

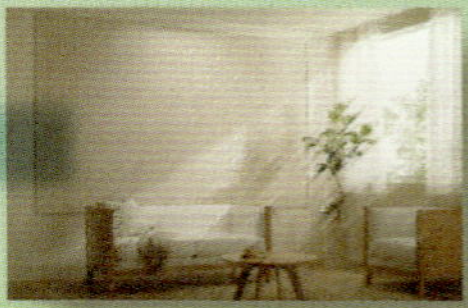

秋の湯

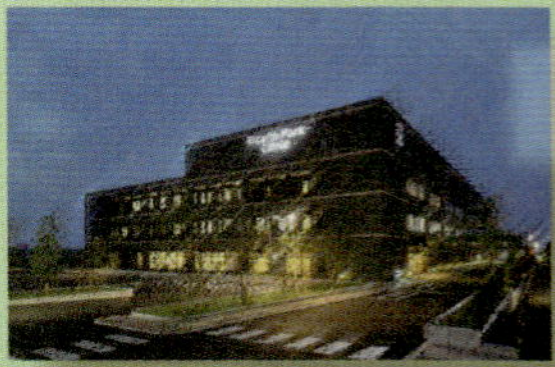

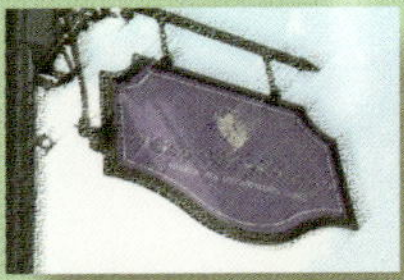
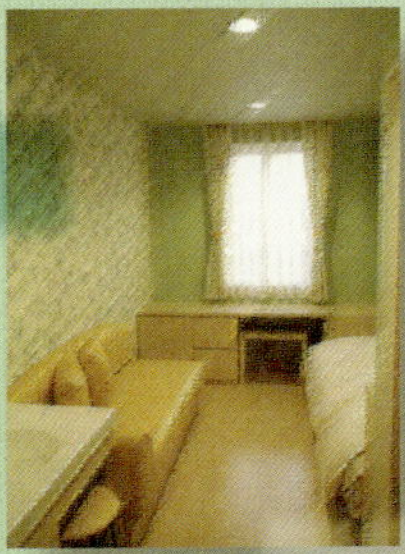
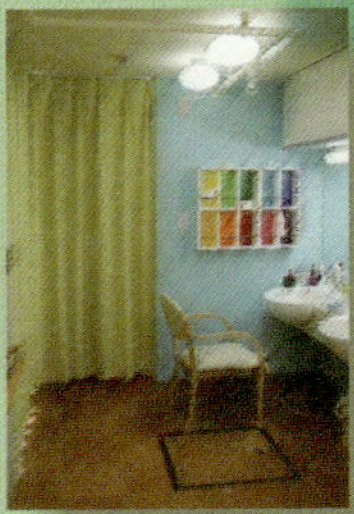
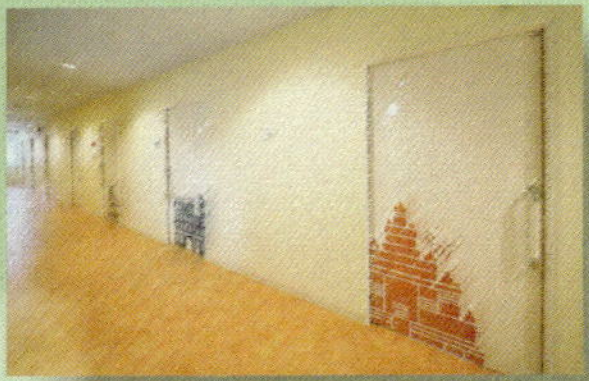

1

建物は女性？男性？

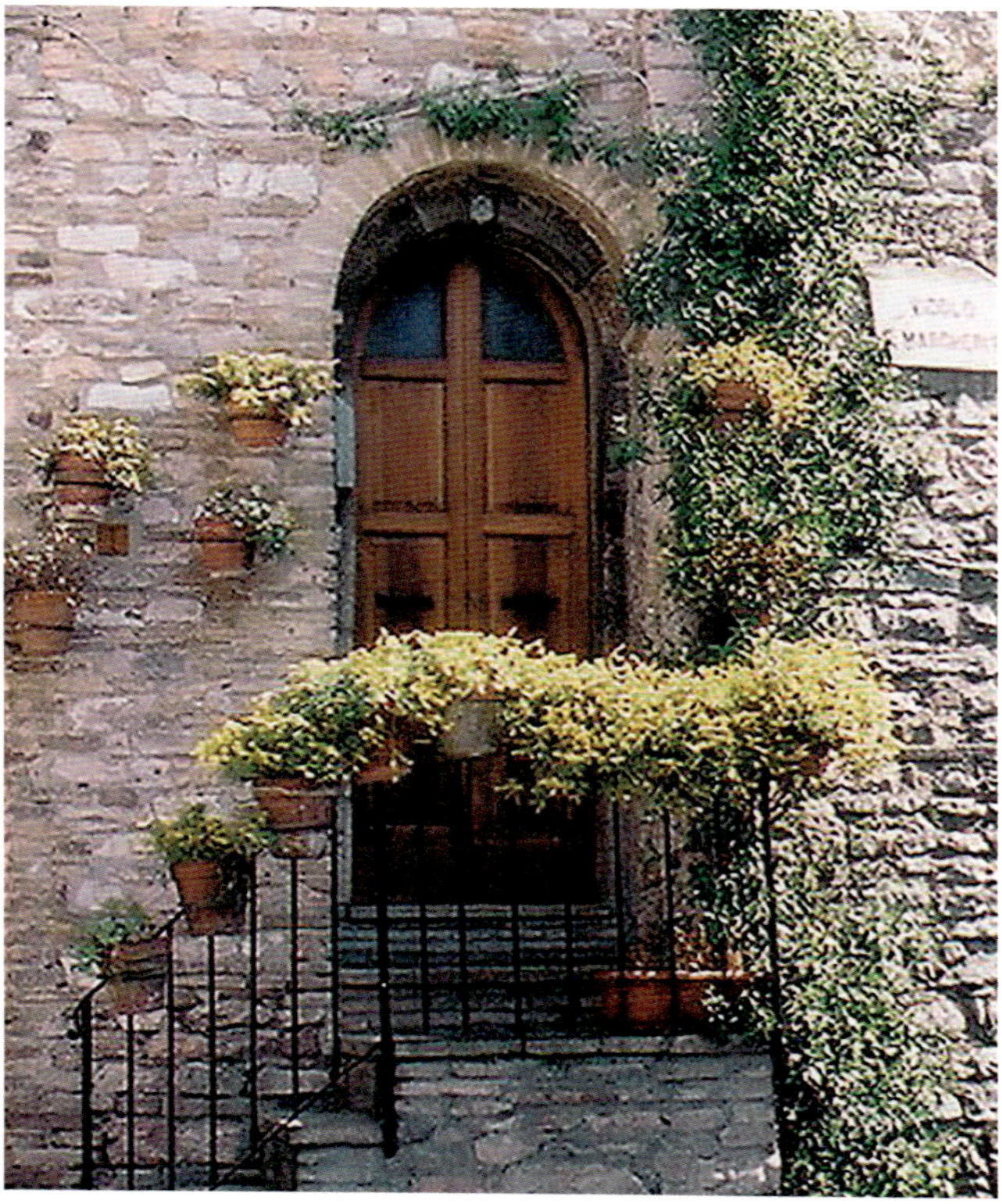

家を女性だと思って観察してみてください。街歩きがとても楽しくなります。ここに掲載した3枚は、イタリア・トスカーナ州にあるユネスコ世界遺産サン・ジミニャーノ歴史地区で撮影しました。

建物に性別はあるのでしょうか。実はイタリアでは家はCASA（カーザ）という単語であり語尾がAで終わる女性名詞です。病院はOSPEDALE（オスペダーレ）という単語でありEで終わる複数形の女性名詞です。

では病院（診療所なども含め原則的には医療施設、施設と呼称します。病院に話題を限定する場合は病院と呼称）は家なのでしょうか。患者さんが入院し、何日も滞在し生活する場であるならば、やはり家であると私は思います。医療施設から家という考え方に変えただけで、あるべき姿が変わってきます。特に超高齢社会の日本では、緩和ケア病棟や療養病床などにおいて、質を重視した滞在が大切になります。

冷たい感じがする外観や機能性だけを追求した医療施設ではなく、温かさを感じる環境にしてみませんか。

〈ポイント〉 建物を女性と考えると大切な

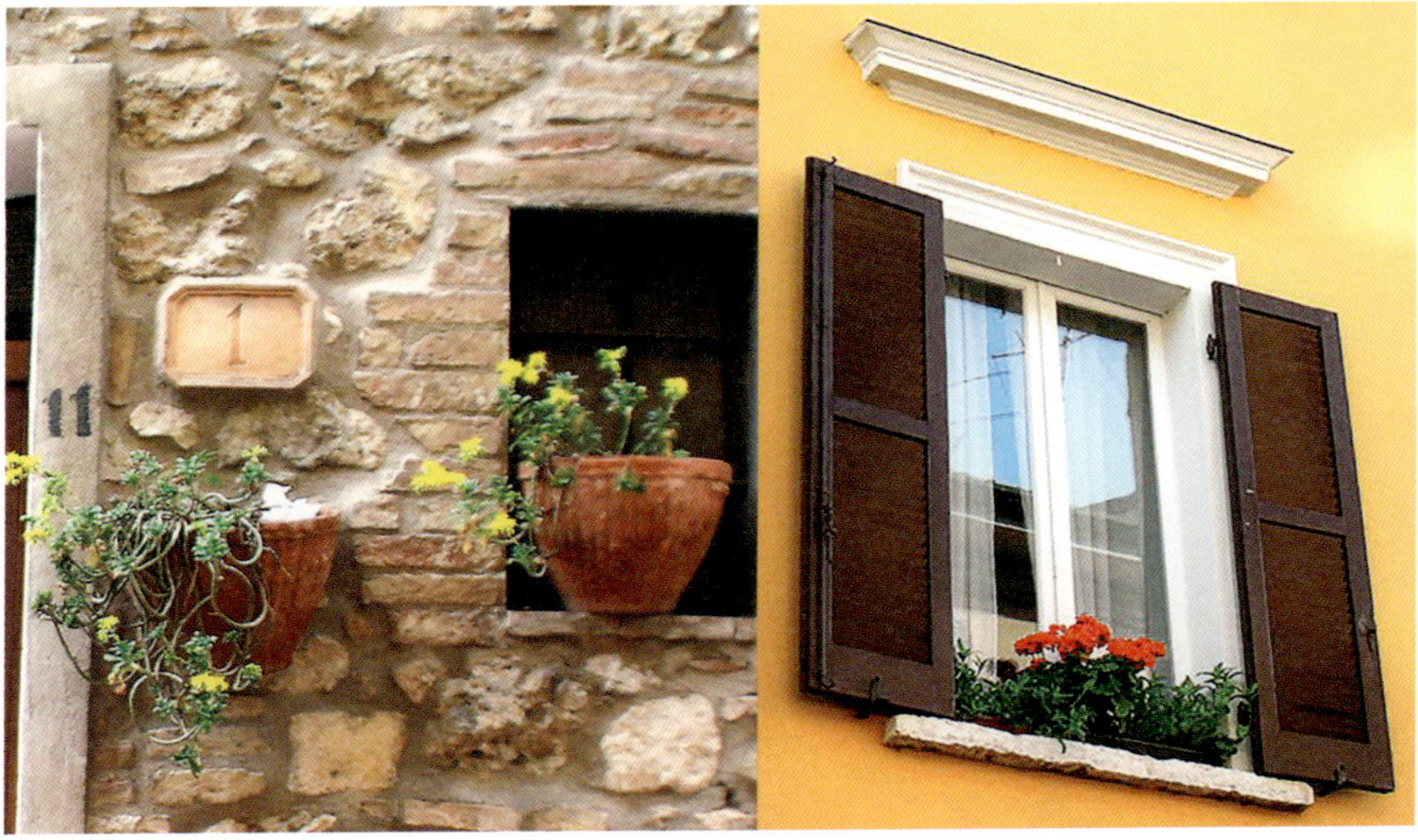

サン・ジミニャーノでは、古くても手入れをきちんとした外壁や、美しく花を飾った窓辺を見ることができます。それらを眺めていると住人が我が家を人間のように愛しているのだとわかります。建物を愛すること、はそこに暮らす自分を大切にすることにつながっているのです。

ことが見えて来ます。建物と女性の身体、ファッションとを要素別にたとえてみます。

女性として大切なのは、まず素肌美ではないでしょうか。お化粧をしない肌が美しいこと。そのためには腸や血液が健康でなくてはなりません。血液がサラサラな状態は、水道管のつまりやサビつきがないこと、骨粗鬆症でないことは、建物の構造体（鉄筋やコンクリート）がしっかりしていること、口臭がしないことは、空調設備が清潔できれいな空気が流れていることにたとえられます。

洋服に穴やほつれがないことは外壁が美しくメンテナンスされていること、肌着が心地よいことは、インテリアが心地よいことにたとえられます。ネックレスや指輪のアクセサリーは、看板や照明などにたとえられます。こうした発想で、あなたの働く病院を見直してみませんか。

2

病院の外壁は白が多い。なぜ？

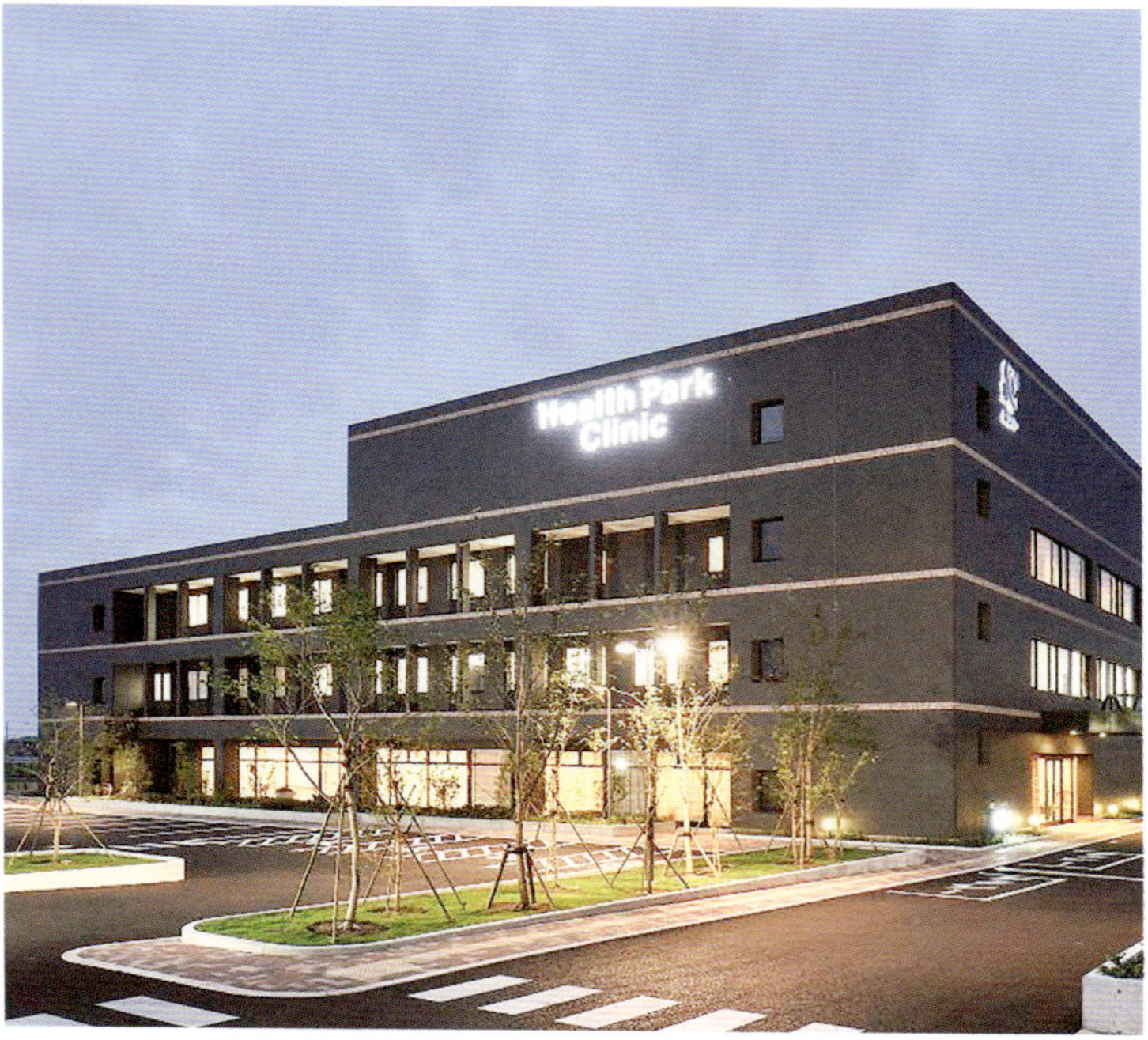

「地域住民が病気になってから訪れる病院でなく普段から親しみのある美術館のような文化的な香りがする建物」という理事長のコンセプトを外壁の色で表現しました。グレーを基調に穏やかなピンクベージュをアクセントに取り入れています。（黒沢病院附属ヘルスパーククリニック）

「病院の外壁はなぜ白ばかりなのですか？」と質問されたことがあります。医療職が当たり前に思ってしまっていることに、一般の人は疑問を持つことがあります。

白は清潔感のある色として、病院のイメージには合っています。しかし同時に緊張感を高める色でもあるのです。病院に行くと思っただけで緊張して血圧が上がるという人が少なくありません。白い建物を見ると緊張するので受診を後回しにする↓受診時には手遅れという悪循環にもなりかねません。

病院の外壁は人を遠ざける色より入ってみたいなと思える色のほうが予防医療に貢献します。

〈ポイント〉 建物の外壁は道行く人や地域住民へ発するメッセージです。建物の外壁は人の装いにたとえられます。身にまとう洋服を見てその人となりを感じるように外壁の色彩で病院の想いやメッセージを地域

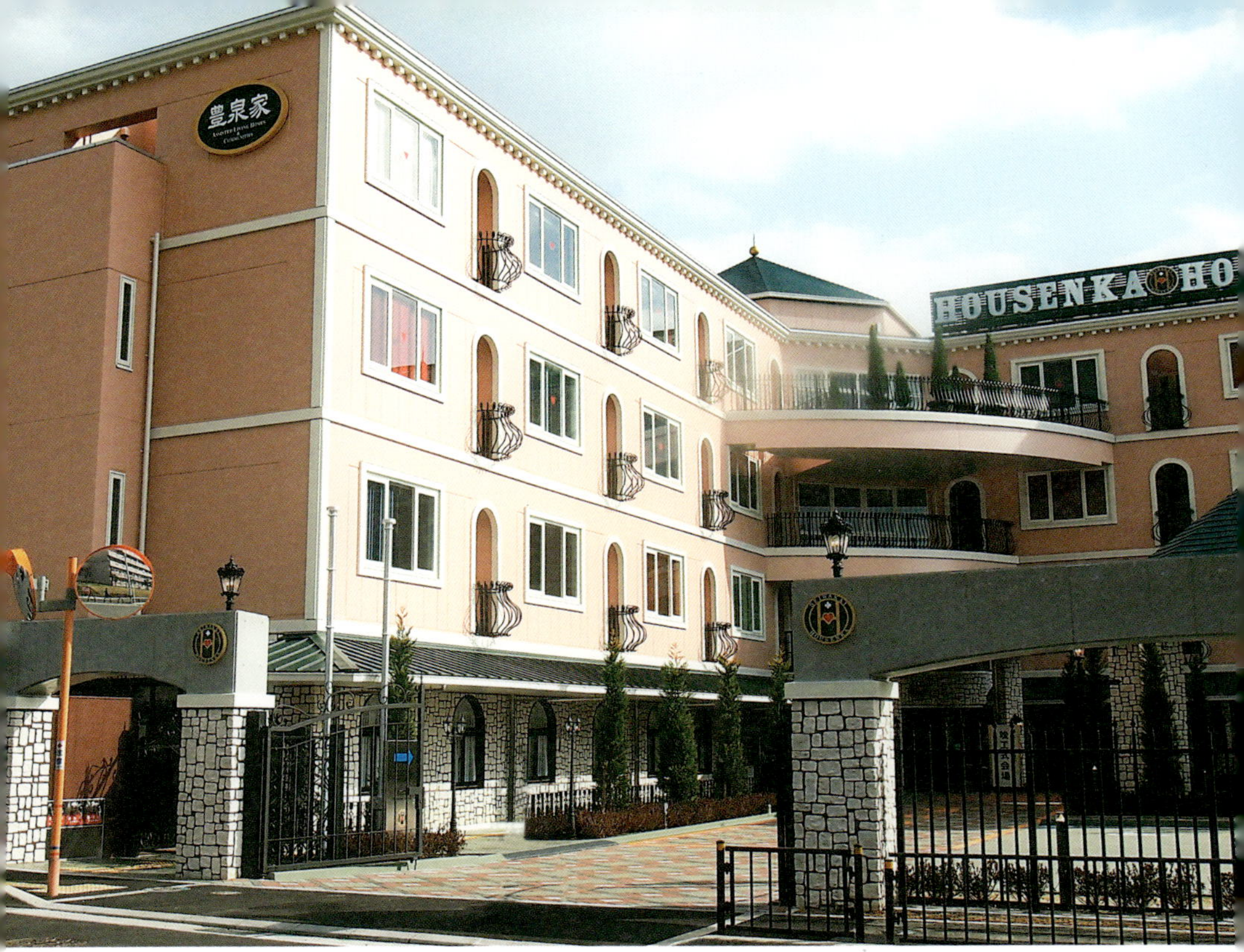

法人理念「自立と自由の家」、そして運営方針の1つ「人間愛」を外壁の色と建物全体で表現しています。コンセプトは「楽園」です。（ほうせんか病院）

の人は感じ取るのです。

それぞれの病院には理念や使命を掲げた言葉があると思います。その理念と外壁の色彩がもたらす印象が一致しているほうがよいのです。たとえば、①優しさや思いやりなら淡いピンクやベージュ、②環境であれば自然の色彩（アースカラー）、③元気であればオレンジやイエロー、というように色彩のメッセージを活用してください。

特にベージュは日本人の肌色に近く保護色でもあるため、気持ちが落ち着き安心する色でもあります。

外壁の色彩を決める場合のポイントを2つ挙げます。塗る面積が大きくなると淡い色はより淡く、濃い色はより濃くなります。必ず畳2枚（約1坪）分の試し塗りをして色味を確認してみてください。

そして晴れの日と曇りの日、朝、昼、夜と太陽の違いによる外壁の色の映え具合も確認することが大切です。

3

看板はイメージを統一して

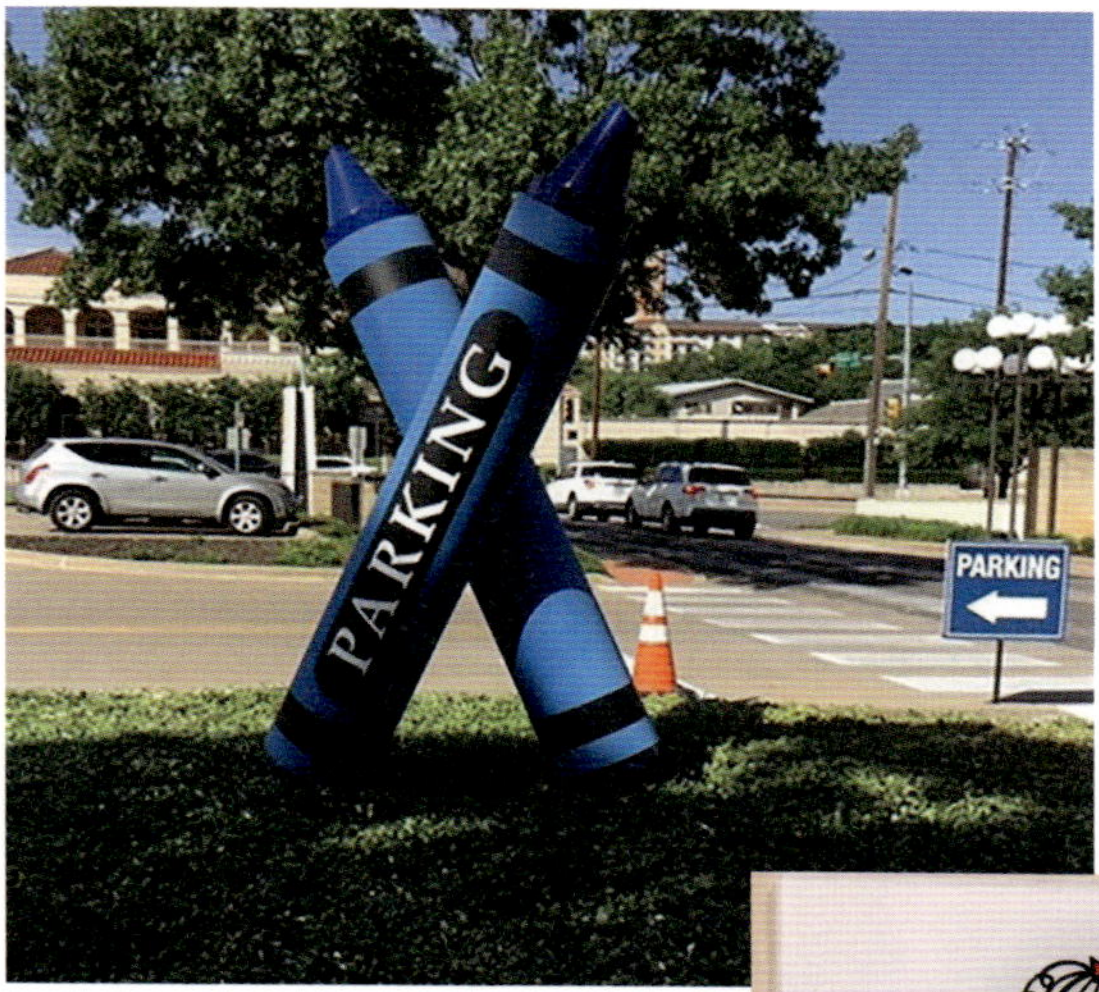

PARKING（駐車場）と文字だけで示すより楽しく誘導するサイン。ここでもクレヨンが出迎えてくれます。

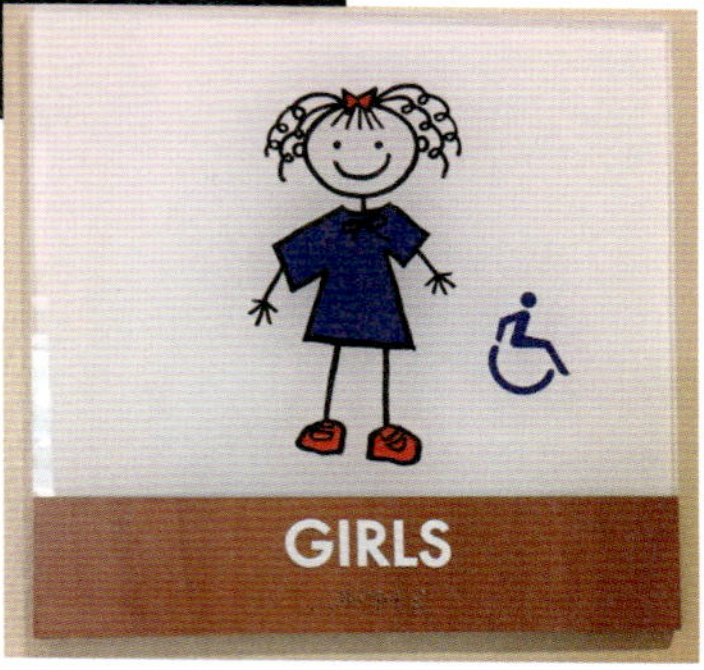

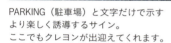

女子トイレのサインです。ここでも病院キャラクターの女の子が登場。思わず入りたくなります。

看板はメッセージです。汚れ、痛み、色あせ、電飾の照明切れ、は心の乱れ、「ここでお世話になって大丈夫なのかな」と患者さんは不安を抱きます。

病院における看板は3種類に分けられ、それぞれ役割が違います。**①遠くから知らせる看板、②来訪者を誘導する看板、③目的の部屋等を知らせる看板**です。

それぞれの目的に応じてデザインを考える必要があります。大切なのは**イメージを統一すること**です。

日本では漢字・ひらがな・カタカナ・アルファベットと多くの文字を使用するため、スッキリした看板のデザインには苦労します。しかし、どの看板であってもイメージを統一すると、看板の文字を読まなくても「あの病院ね」と認識されるようになります。

これからは、高齢者に多い白内障対策も看板デザインの上で考えなくてはなりませ

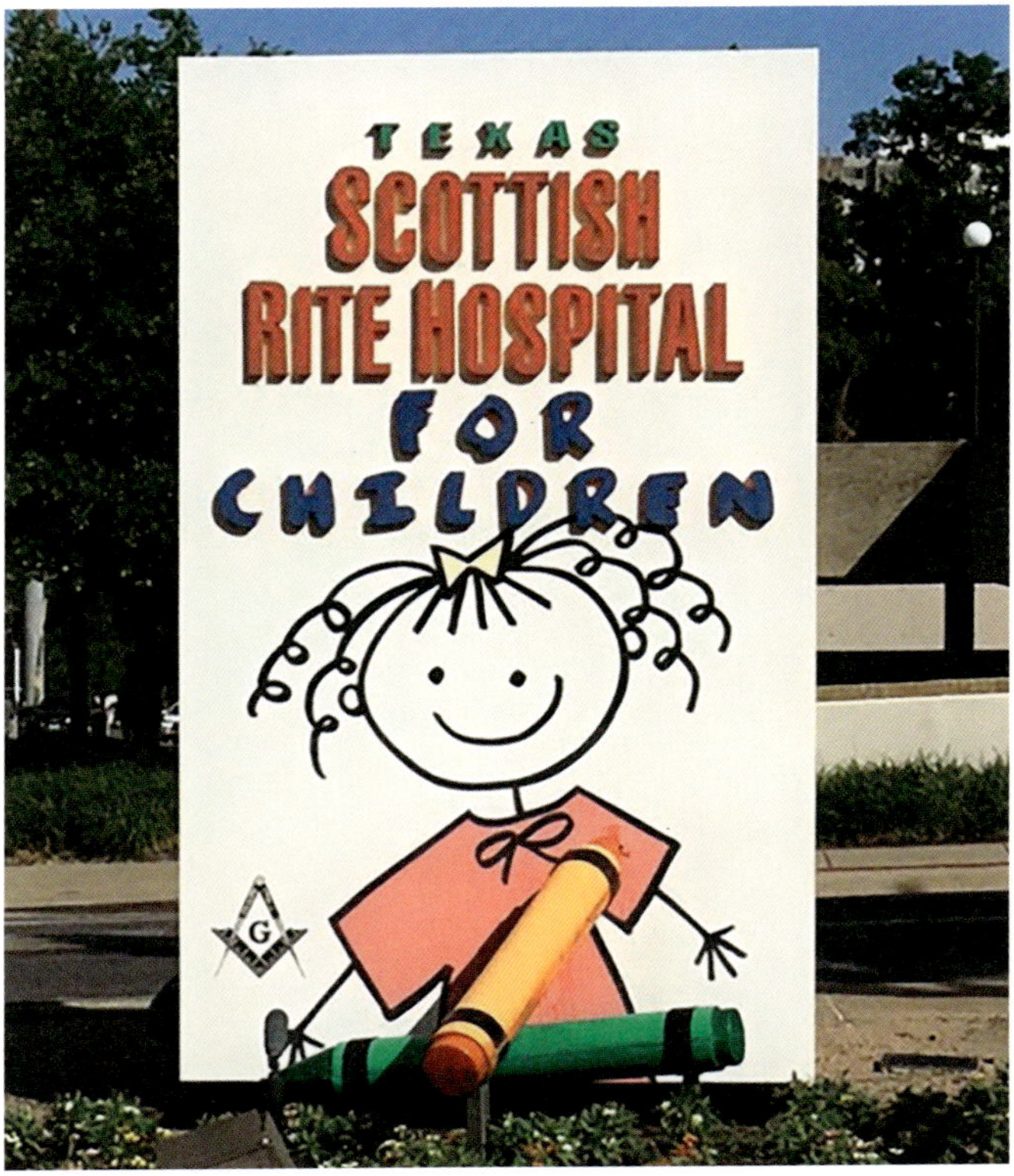

米国・ダラスのスコティッシュ子ども病院では遠くからでも目立つ女の子のイラストとクレヨンが出迎えます。この女の子とクレヨンが病院のイメージにもなり看板として機能しています。病院が怖いという子どもが持つイメージを払拭してくれるサインです。

ん。白内障では物が黄色のフィルターを通したように見えます。たとえば、深緑に紺色の文字を乗せると、白内障の方は同じ色に見え文字が読めません。この場合は看板を白に文字を紺色にするなど対比をはっきりさせるとわかりやすくなります。

また視覚的に図柄で表現する**ピクトサインは人種、性別、年齢を超えて知らせる**ことができます。大切なことはイメージを統一することです。楽しいピクトサインなら病院に入る緊張感も和らぐでしょう。

「あの病院はいいよ」と口コミが広がるような病院であることが重要であり看板はそれをサポートする存在なのです。

4
植物から元気をもらう

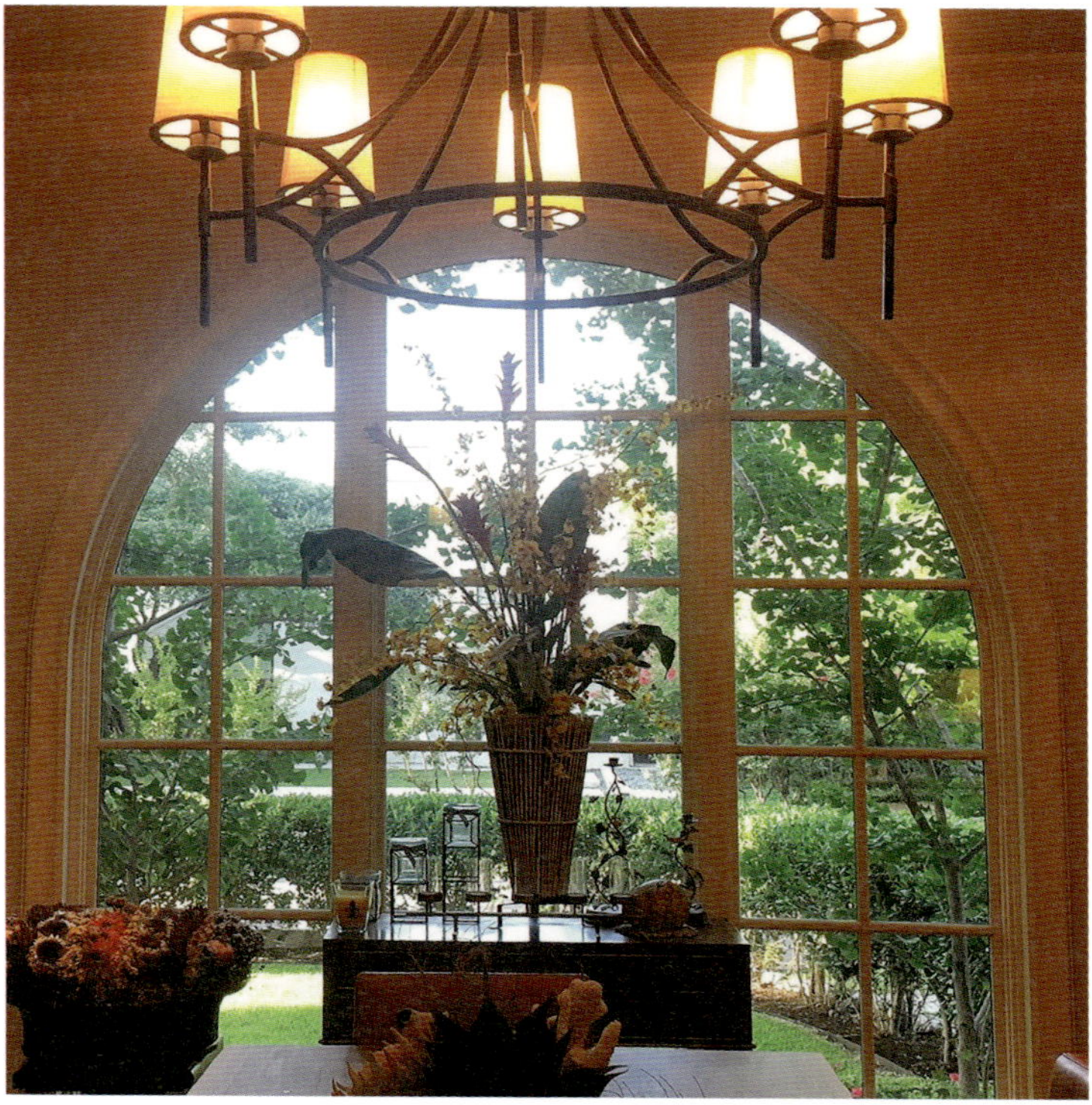

米国のシニアハウスの窓辺。こんな窓の景色を見ていると元気が出てきます。

小林麻央さんが闘病生活の日常をつづったブログの中の一節です。

「今回の病室は、窓からの景色が、緑しか見えず、それが、とても贅沢です。森林浴の気分になれます。(中略) 退院したらこの緑の景色はないから味わっておこう!」※[1]。麻央さんは窓から見える**緑(草木、樹木などの植物)**に回復への意欲をもらっていたと思います。

緑が人に及ぼす効果について研究したウルリッチ※[2]によれば、緑が見える病室とコンクリートしか見えない病室では、緑が見える病室のほうが早く退院できるのです。

植物はフィトンチッドという化学物質を発散しています。殺菌力を持つ成分が含まれており、リラックスや免疫力を高める効果もあります※[3]。

病院建築では、建築確認申請の際に緑化計画書を提出しますから、植物を必ず植えます。しかし開院後しばらくすると枯れて

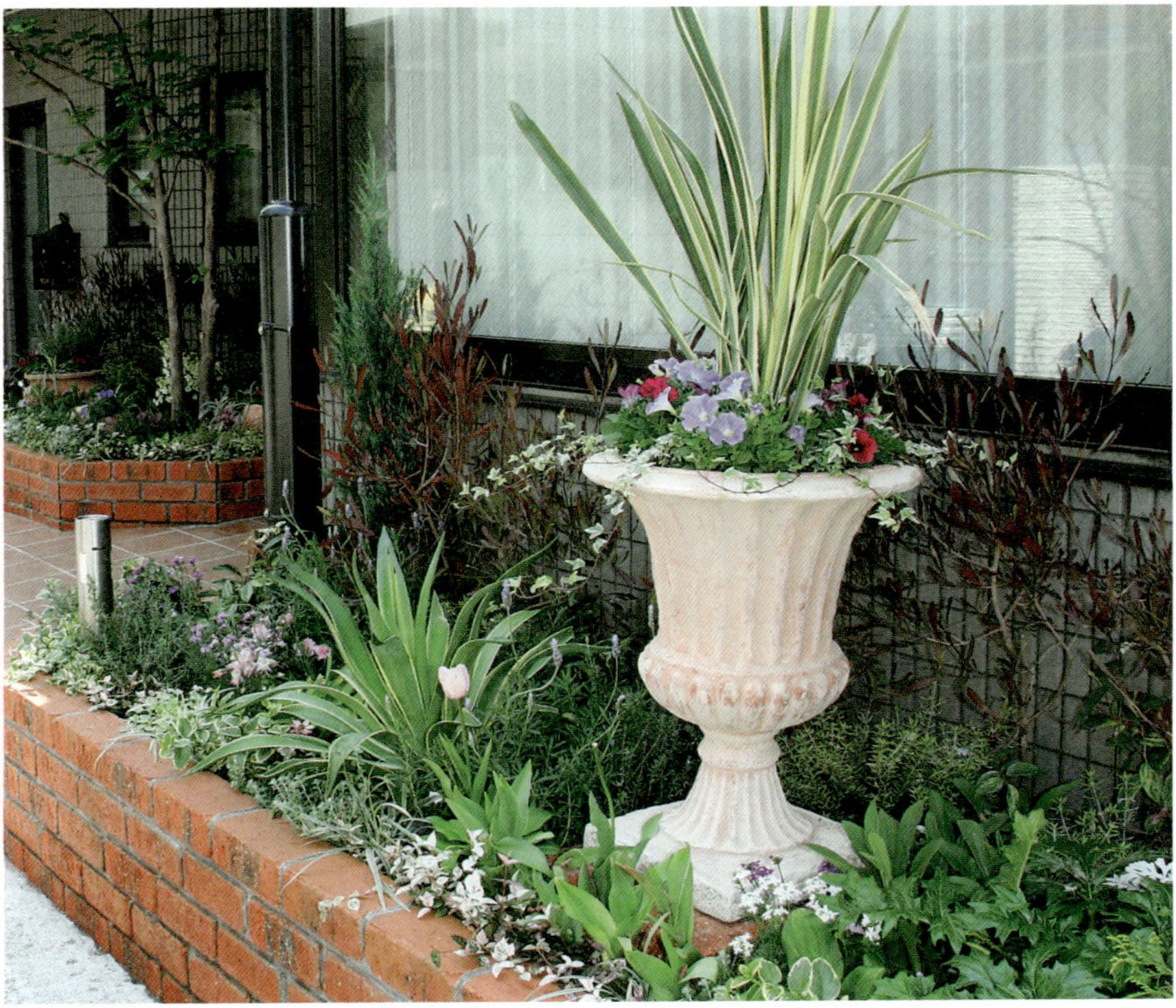

花壇を改修（ひらたあや整形外科クリニック）。アクセントに壷を取り入れると楽しい植物の居場所ができます。

しまい、放置されるという残念なケースもあります。水やりが面倒な場合は点滴式の自動潅水システムがおすすめです。

〈ポイント〉 緑化計画では、**なんとなく植えるのではなくストーリーを考える**と効果的です。

たとえば、病院の玄関に樹木を植えて、クリスマスの時期は樹木をライトアップします。患者さんが散歩する時の気持ちのポイントをつくるのです。植物の高さは一律でなく高木・中木・低木と活花のようにリズムを与え、樹種を考えます。

椿など花がいきなり落ちるものは避けたほうがよいです。また、実のなる木には鳥がやって来ますので患者さんの癒やしになります。

植物から元気をもらう。それは患者さんだけでなく、そこで働くスタッフにとっても大切なことです。

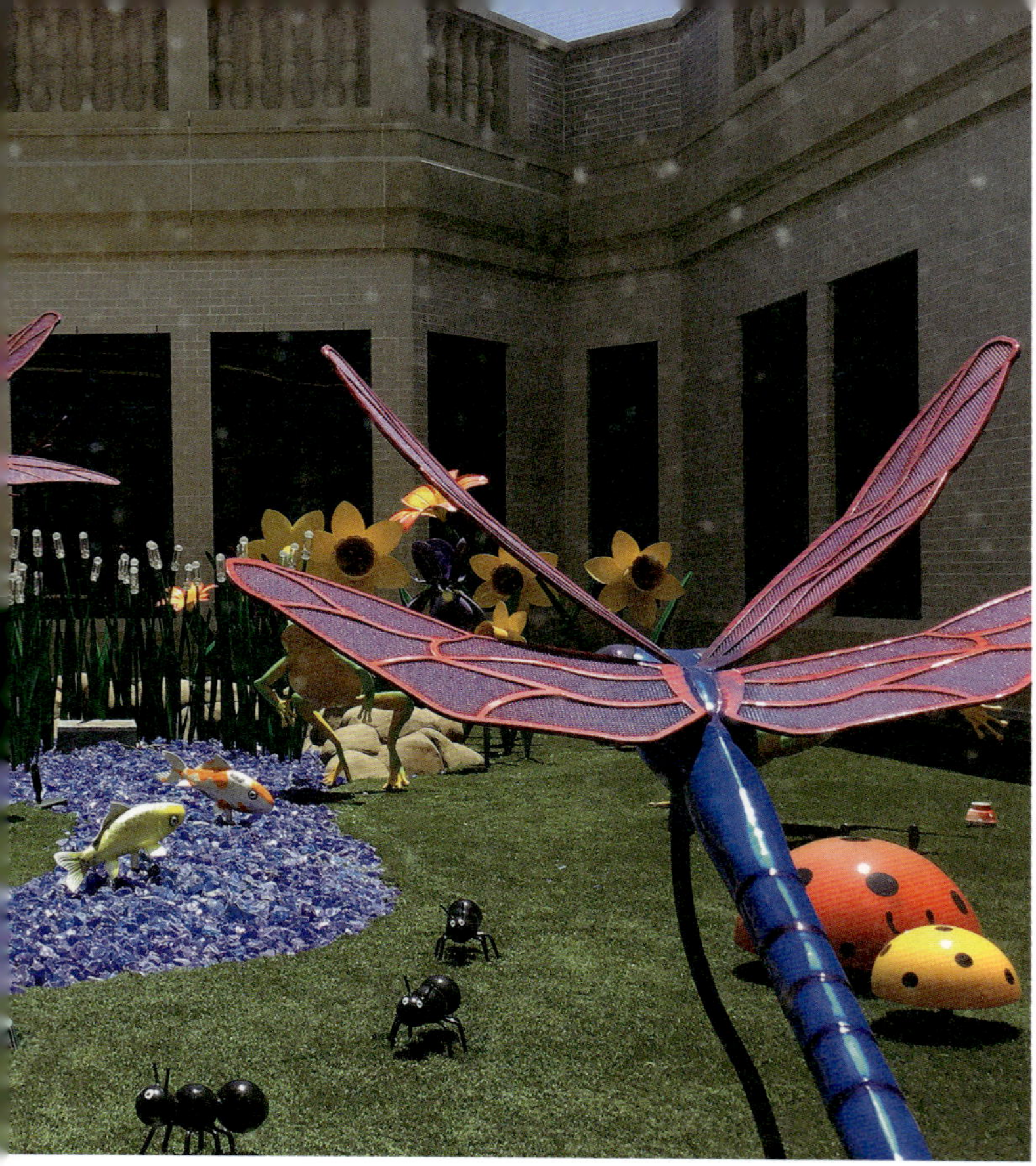

5

美しい窓辺は人を癒やす

目は心の窓。Eyes are the heart of the window. という西洋のことわざがあります。私も建築士として家の窓辺を見ると、その家の人となりがある程度わかるようになりました。

さて、あなたは病院の窓にどんなイメージを持っていますか？　美しく感動する窓を見たことがあるでしょうか？　今までの病室は床から70～90㎝程の腰壁が立ち上がり、その上から窓（腰窓）になっています。ベッドで横になる患者さんが窓から見えるものは、物理的に空だけとなってしまいます。毎日空を眺めるより、たとえば街路樹や公園で遊ぶ子どもたちの姿が見えたほうがよいと思うのです。

最近の病院建築では床からすぐに窓になっているケースも多く見られるようになりました。その方がベッドに横になっていても外が見えて閉鎖感が和らぎ患者さんも視野が広がります。

右／米国のフォートワースのCook子ども病院では病室の窓からこのような中庭の景色を見ることができます。夜にはライトアップされます。

下／Cook子ども病院の病室の窓は床からすぐにガラス窓です。ベッドに寝ながらにして外を見ることができます。カーテンもカラフルで窓枠や椅子の色とコーディネートされています。

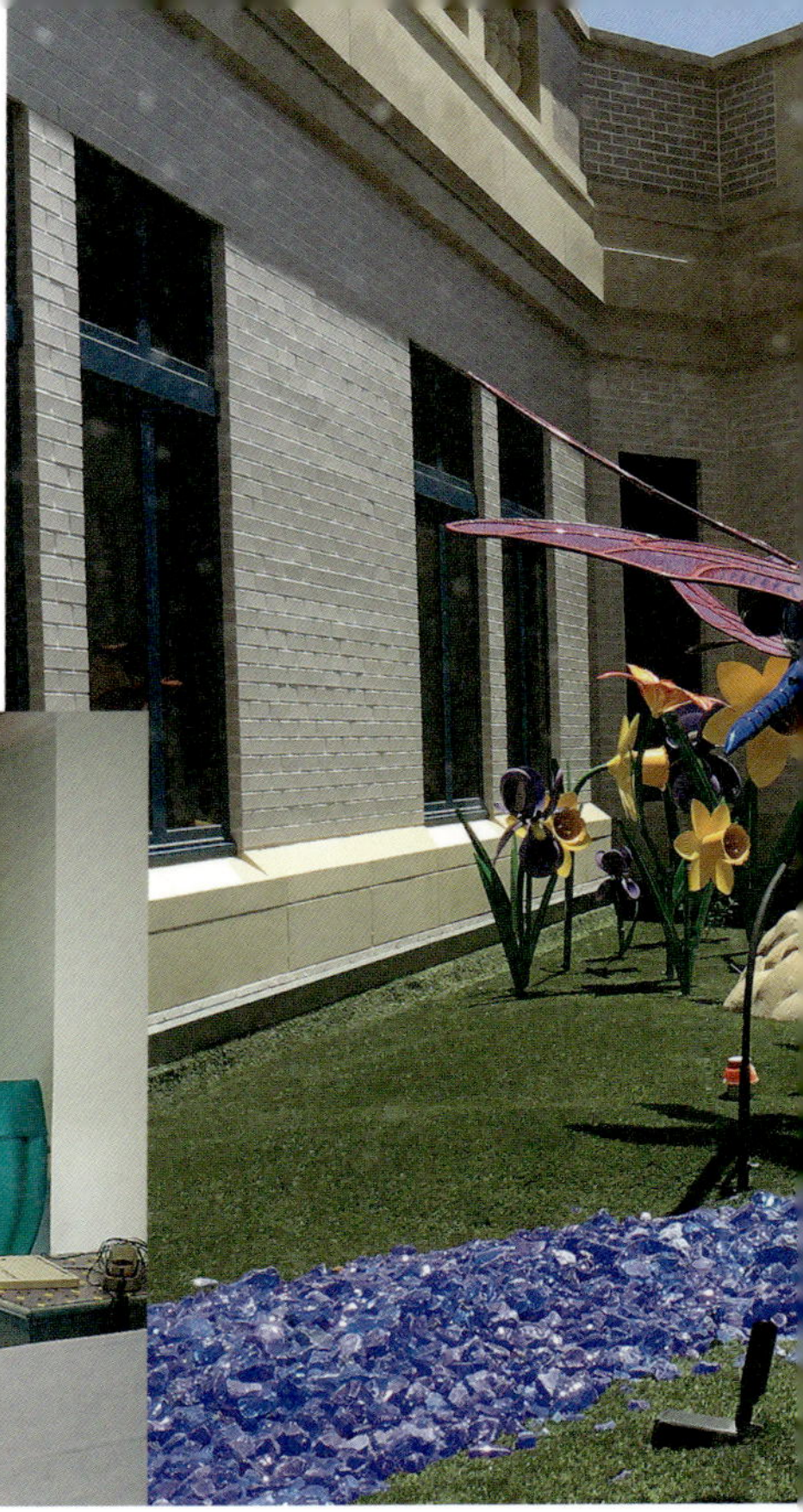

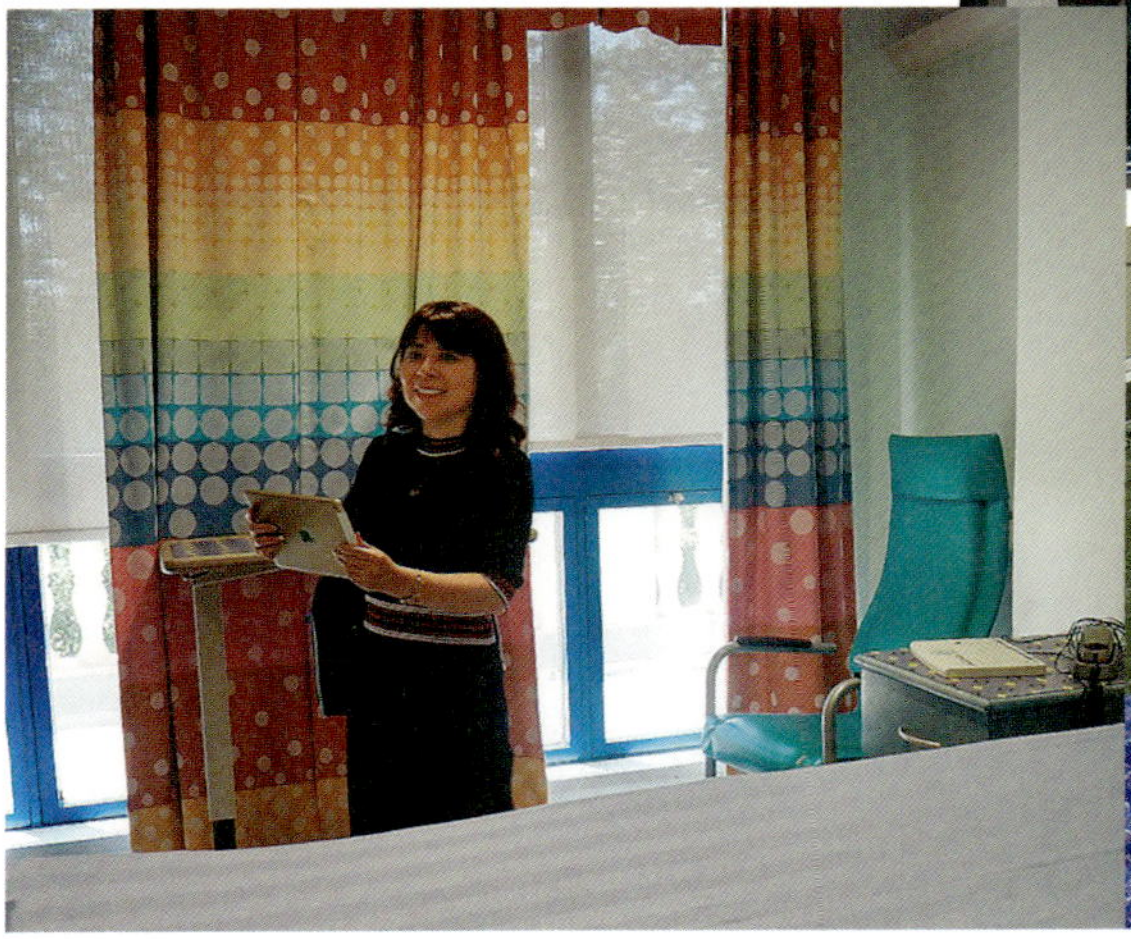

しかし、西日が強いと、窓はカーテンで閉じられたままという残念な事態になります。西日対策として、カーテンやブラインドの設置も検討しましょう。その場合、防炎仕様を選ぶのも大切です。無機質な色彩でなくインテリアとして楽しめるカラーコーディネートも効果的です。

病床の断熱と省エネの視点から、複層ガラスや二重サッシなどの導入もおすすめです。4床室の場合、廊下側の患者さんにも太陽の光が入る工夫をする設計も提案されていますので、多床室の環境が快適性が増す方向へ変わっていくと思います。

入院中の患者さんは1日をベッドの上で過ごします。ナイチンゲールが「看護が意味すべきことは、新鮮な空気、光、暖かさ、清潔さ、静かさの適切な活用」※4と述べたように、患者さんが元気になれる太陽の光を窓からプレゼントしましょう。

6 病院に入る緊張を和らげる方法

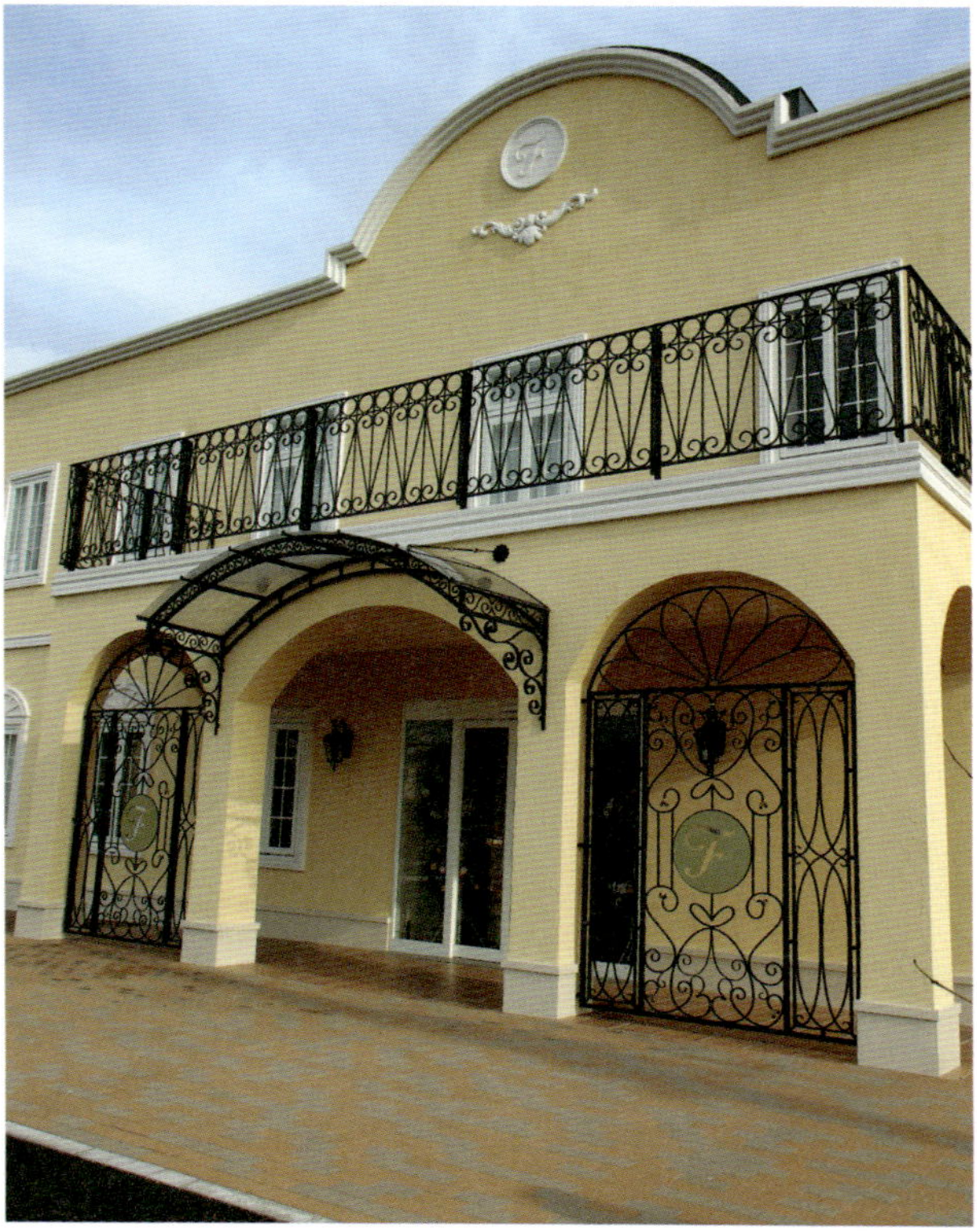

車道と歩道が区別できるように歩道の部分をインターロッキングにしました。
アプローチからつながる玄関にはキャノピー（庇）を設けました。

病院の玄関までに患者さんの緊張感ができるだけ和らいでいてほしいものですね。そのためにアプローチは重要です。アプローチとは道路に接した敷地の入り口から玄関までの通路（歩道）の呼称です。

大規模病院では、駐車場から玄関まで歩く距離も長くなり、敷地の固いアスファルト上を歩くこともあります。その苦痛を減らすよう歩行者専用通路としてのアプローチを設けることが大切なのです。

〈ポイント〉 道路から敷地に入る境目に門を作ります。門とは外と内を分ける境目で必ずしも扉が必要ではありません。「緊張せず安心してください」という病院の気持ちを表わすものです。

門から通路を玄関まで延ばしますが、車道と交差しないように設計することが大切です。通路と車道の境目に仕切りや段差を設ける場合もありますが、床の素材を石やタイルに変えるだけでも効果的です。

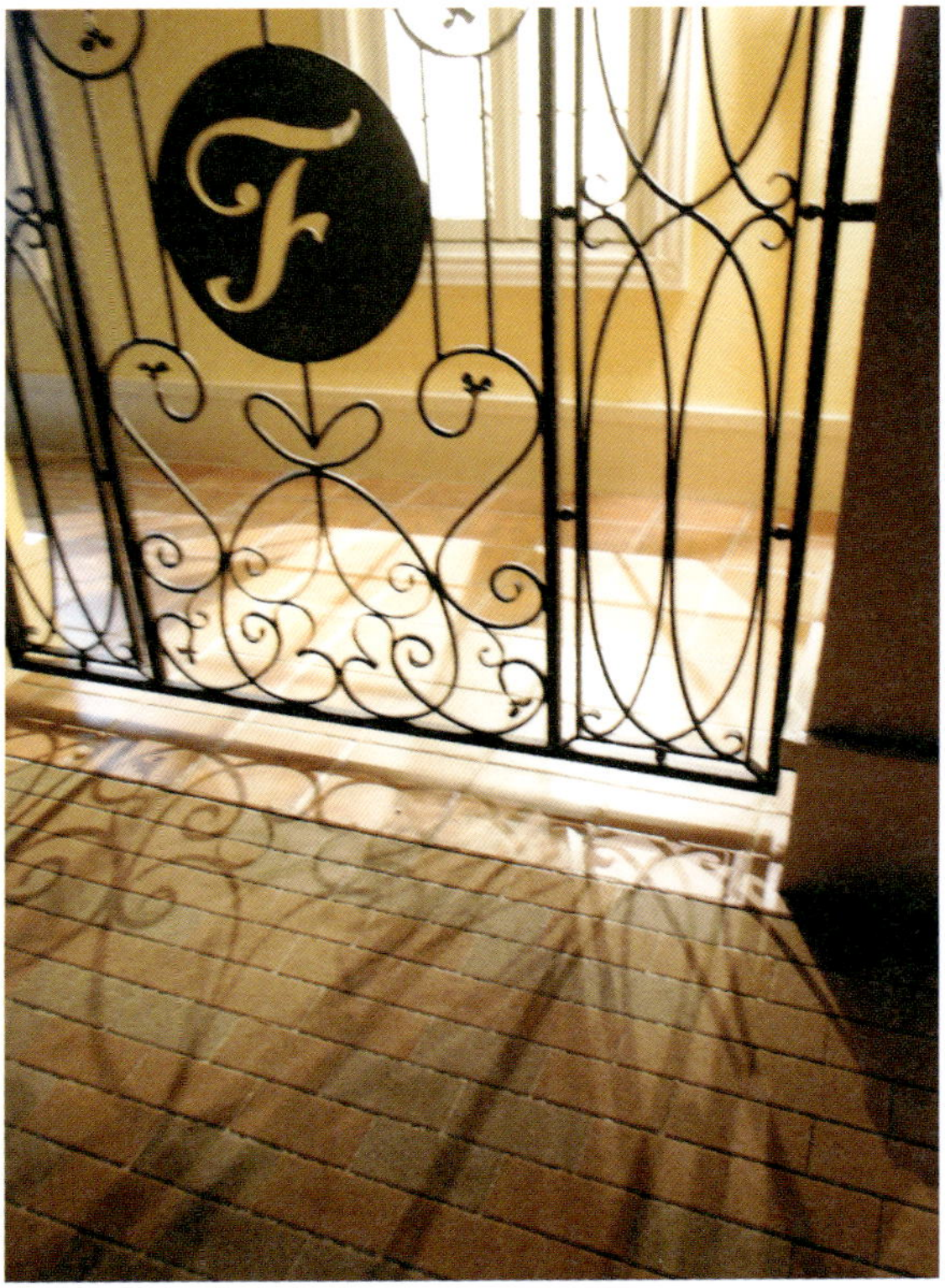

玄関庇にはアイアンでクリニックのロゴを中心にデザインし、影が落ちた時に模様がでるように工夫しました。

注意すべきは、**滑りにくい素材**にすること、雨水がたまらないように**勾配をつける**こと、車いすなどがはまらないように**目地をフラットにする**こと、です。**透水性インターロッキングブロック**は、水はけもよく歩きやすい通路に適した素材です。

通路の脇には花壇や植栽を設けましょう。照明もセットで考え、植物を効果的に照らし雰囲気をつくります。歩きたくなる歩道を演出してみてください。玄関には雨の日でも濡れずに傘の差し・たたみができる雨よけをつくります。

看護の現場にいると、外から患者さんがどのような気持ちで入ってくるかまで気づく機会が少ないと思います。外にも意識を向けてみると、今まで気づかなかったことが見えてきます。

7

スタッフルームを美しく

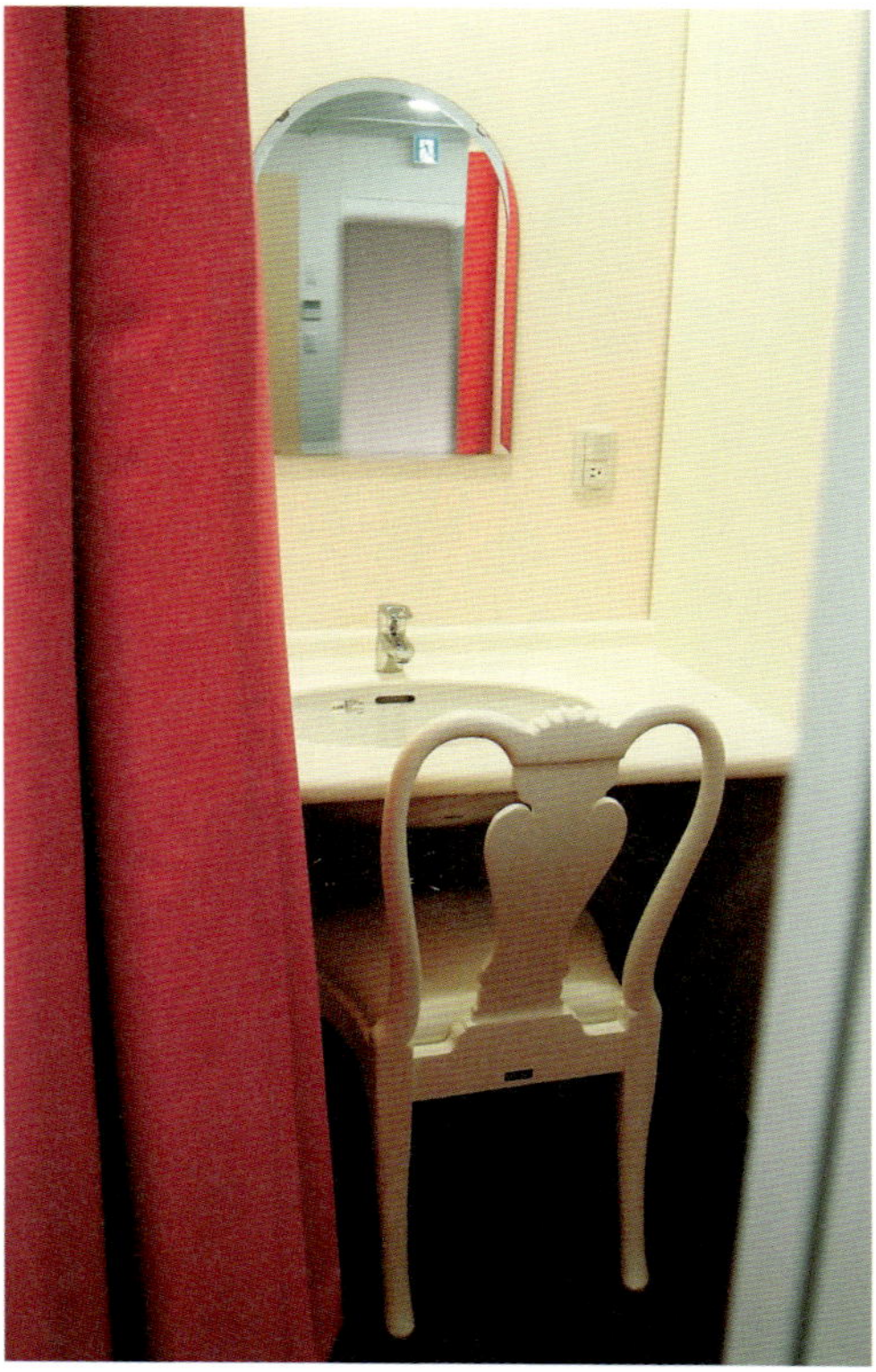

ほうせんか病院の更衣室にはパウダールームがあります。アーチ型の鏡、ネコ足の椅子、女優気分になれるコーナーは笑顔も美しくなります。

私が看護師として働いていた時、スタッフルームのあり方について何の疑問も感じることなく、物をより美しく置いたり、整理しようとはしませんでした。他人事だったと反省しています。

建築の仕事をするようになり、様々な病院を訪問する中で、スタッフルームを拝見する機会も増えました。そして一つの法則に気づきました。それは、「患者さんの評価が高く、看護師の離職率が低い病院はスタッフルームが美しく整頓されている。逆に、スタッフルームが乱雑な病院は看護師の離職率が高い」というものです。

〈ポイント〉　①部屋の乱れは心の乱れに

整頓されていない乱れた部屋にいると、いつしかそれに慣れて当たり前になってしまいます。物が増えても減っても気がつかない、そして恐ろしいことにちょっとした変化に気づかず、観察眼が衰えてしまいます。患者さんのちょっとした変化に気づ

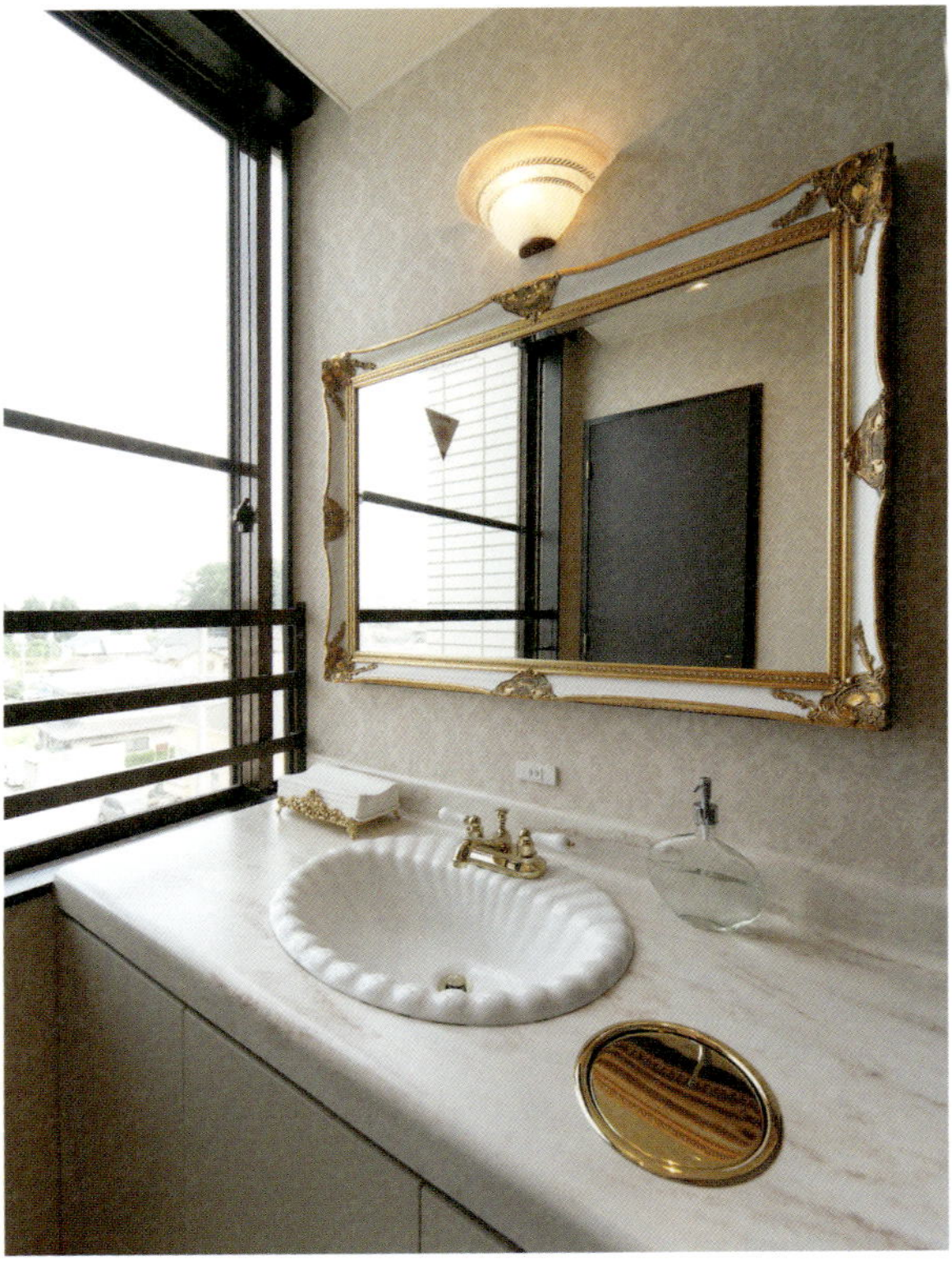

鈴木慶やすらぎクリニックのスタッフ用の洗面台。美しい物に囲まれると身のこなしも美しくなれます。

き、感覚を研ぎ澄ますべき看護の仕事において致命的です。

②美を当たり前にする　患者さんの小さな変化にも気づく日常の訓練として、スタッフルームを美しく清潔に保ちましょう。毎日美しい環境に身を置くことで、感性も養われます。

　そのためには、**いらない物はこまめに捨てる、物の居場所を決める（住所化）、物の色や形をそろえる**、を実行しましょう。これらの工夫により、美しく快適な環境が整い、整理整頓も自然とできるようになります。

　ナイチンゲールは「看護はひとつの芸術である」※5と述べています。看護を芸術であらしめるには、芸術家の仕事と同じように、仕事の準備の部屋ともいえるスタッフルームを美しくすることではないかと思っています。

8

リラックスできる待合室にするために色彩を工夫

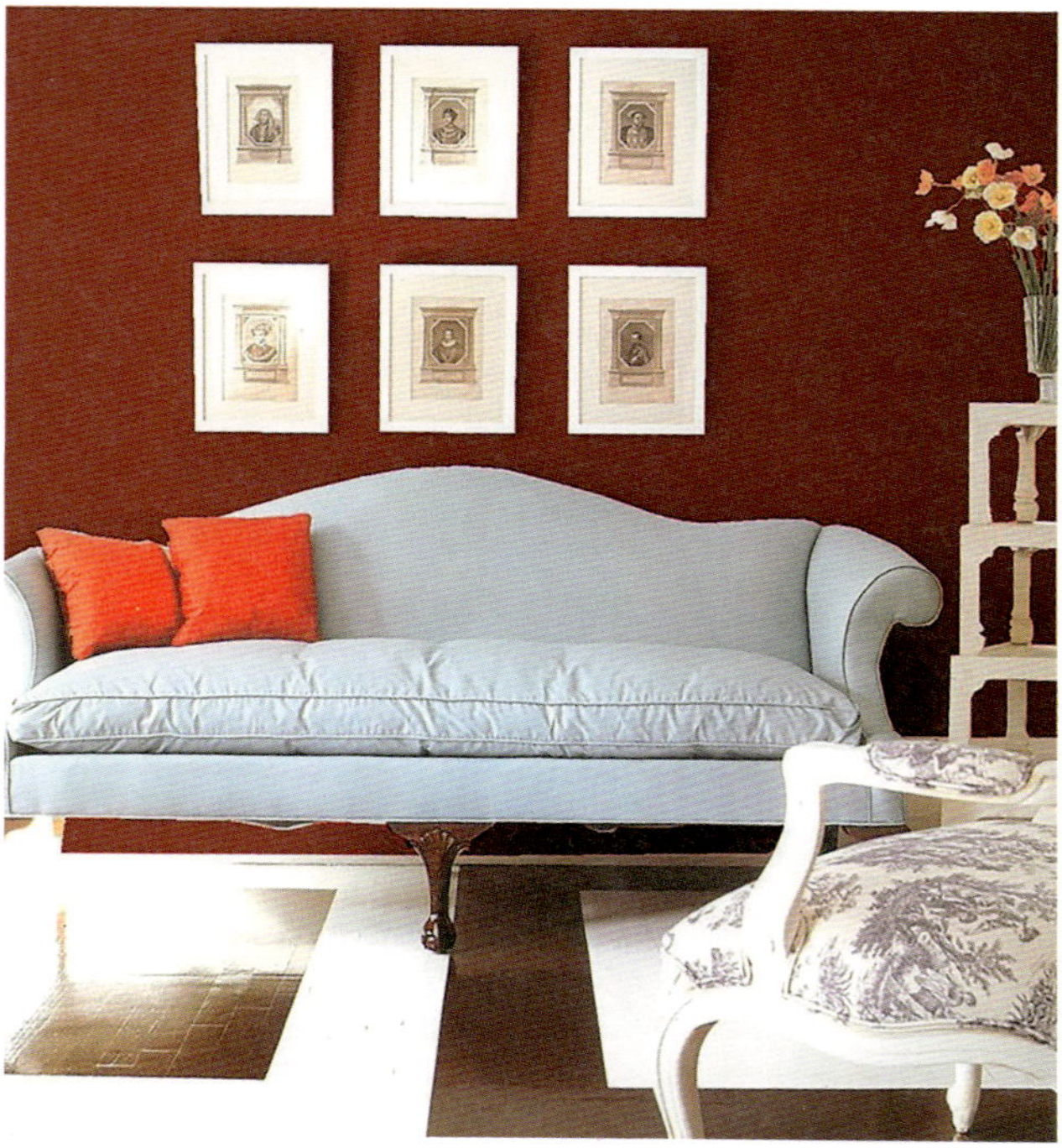

レッドは彩度を落とすと大人っぽいアクセントになります。病院で赤はタブーと言われますが落ちついた赤なら問題ありません。（写真提供：株式会社NENGO）

待合室で患者さんがリラックスして待てるかどうかはとても重要です。待つ時間が長いとイライラして緊張感が高まります。少しでもリラックスして待て、待つ時間を短く感じられるようにするために、色彩を工夫してみませんか。

色彩には人間の心と身体に作用する効果があると、私は仕事を通じて実感しています。色彩心理学では**ライト・トーナス値**※6という光の色と人体の反応の関係を示した数値が有名です（図1）。

人体に当てた光の色の違いで筋肉や神経がどう反応するかを数値で示しており、レッドが42で一番数値が大きく、ドキドキして血圧が上がる色。ブルーは24で数値が低く血圧も呼吸も落ち着く色。人体の平常時の数値は23でベージュやピンクのパステルカラーです。これを応用すれば**色彩でリラックスできる待合室づくり**ができます。

床、壁、天井など面積の大きい部分にど

図1　ライト・トーナス値

	色	数値	血圧・脈拍数
	ベージュピンク	23	少
	ブルー	24	↑
	グリーン	28	↕
	イエロー	30	↕
	オレンジ	35	↓
	レッド	42	多

文献※6によれば1910年にシュタインが「トーナス変化」を発見し、その後フェレが色ごとの数値を定めたようです。図は色ごとの数値より筆者が作成。

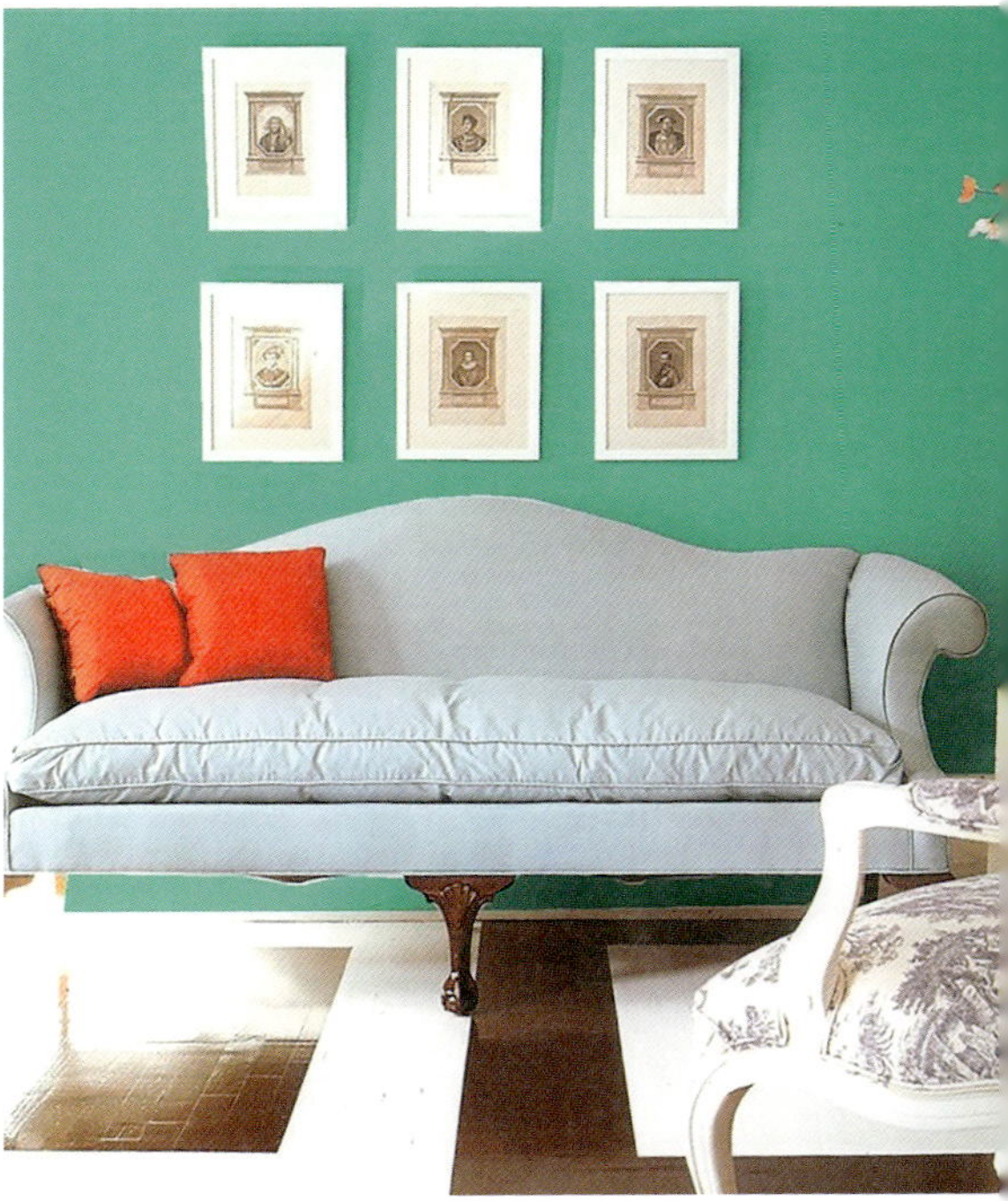

ブルー系の色は時間を短く感じさせます。混んだ待合室に使用すると効果大ですが、冷たく感じる後退色ですので配分に注意！（写真提供：株式会社 NENGO）

んな色を使うかで、患者さんの気持ちが変わってきます。レッド系の色は交感神経を刺激するので、緊張しドキドキします。時間の経過も長く感じます。ブルー系の色は副交感神経を刺激しリラックスさせますので、比較的待ち時間を気にせず、落ち着いていられるのです。

待合室の壁や天井を真っ白でなく落ち着きのあるベージュ系にして床は壁や天井より少し濃い木材の色合い、そしてアクセントとなるソファやカーテン、アートに淡いグリーンやブルー、ピンクなどを用いると穏やかな気持ちになる待合室になります。

大切なことは、**色彩の特性を知った上で分量の配分や、床から天井にかけて濃さを変化させる**ことです。たとえば子ども部屋では、壁を赤くすると子どもは元気に動きまわり、落ち着きがなくなる傾向があり、壁を青くすると落ち着いて机に向かう傾向があります。

9 待合室の照明と色温度

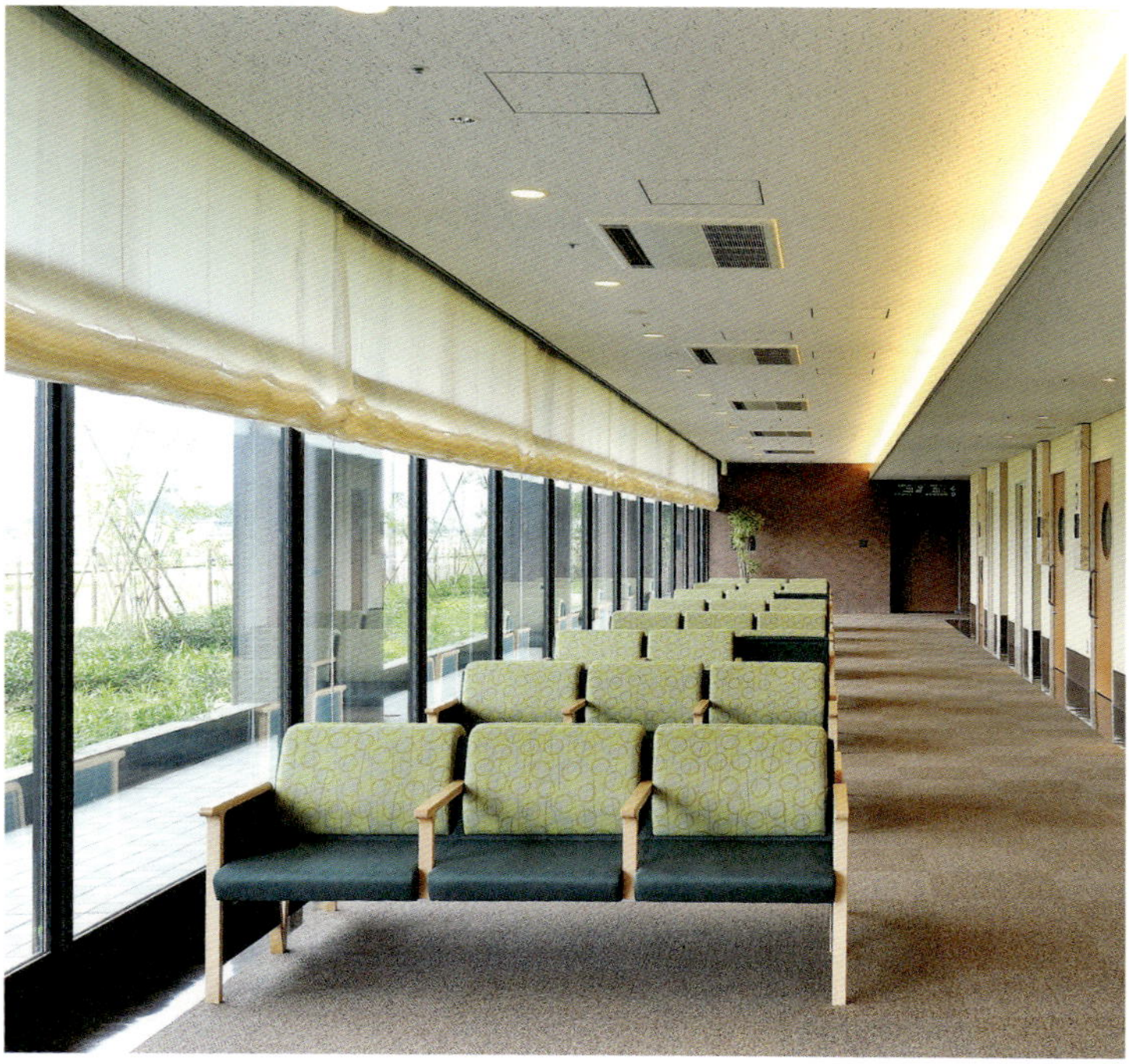

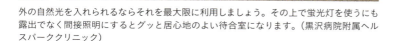

外の自然光を入れられるならそれを最大限に利用しましょう。その上で蛍光灯を使うにも露出でなく間接照明にするとグッと居心地のよい待合室になります。（黒沢病院附属ヘルスパーククリニック）

待合室での待ち時間を心地よいものにするためにインテリアを考えること。その代表が照明です。

新築や改築時の照明器具リクエストをしなければ、工事業者は診察室と同じように待合室を蛍光灯で配灯するでしょう。待合室は寒々しくなり、患者さんの顔色も青ざめて見えます。まず照明の色温度を理解しておくと、患者さんが癒やされる環境づくりができます。

色温度とは光源が発する光の色を数値化した尺度です。Ｋ（ケルビン）という単位を用います。屋内照明では２０００Ｋから８０００Ｋくらいまでの範囲で考えます。数字の小さい方が温か味があります。朝日や夕陽、ろうそくの炎を見るとリラックスできますが、色温度は２０００Ｋ。白熱電球は３０００Ｋで、このあたりまでが暖色系です。昼間の太陽は５０００～６０００Ｋあり、昼白色蛍光灯の青白い光が

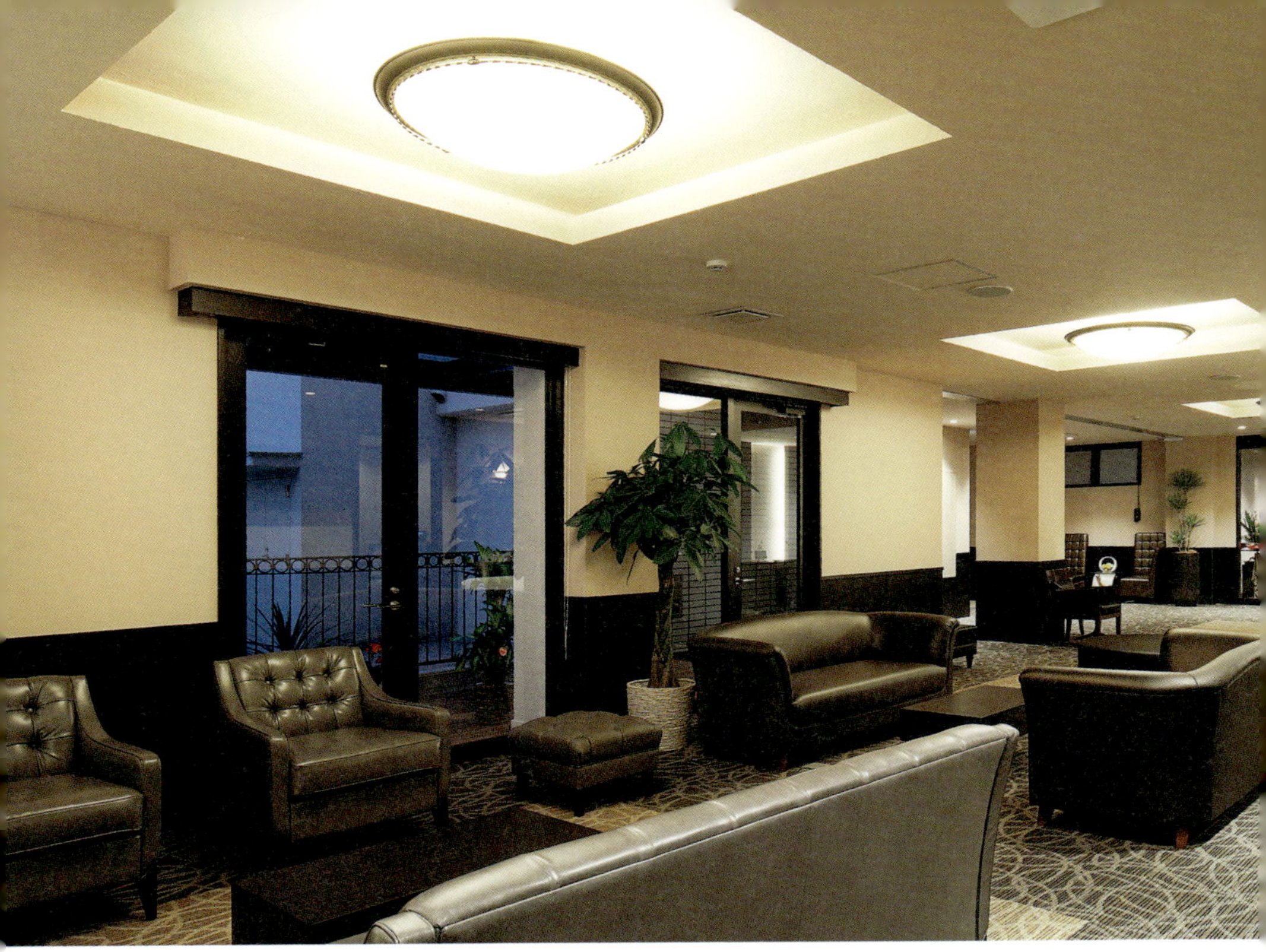

鈴木慶やすらぎクリニックのリニューアルでは、天井を折り上げ間接照明にしました。壁のアートや植物の位置に合わせて照明を配置しています。アートをどの位置にかけるかは工事の最終過程で決めることが多く、その時に照明がないことに気がついても「時すでに遅し」です。設計段階でプランすることが大切です。

5000Kなので、待合室にはおすすめできない寒色系ですね。

製造中止になった白熱電球ですが、リラックス効果は絶大です。電球色（3000K）のLED電球を使用すれば白熱電球と同じ効果が得られます。

照明の配置も考えてみましょう。**ダウンライト（天井内部に埋め込み、下部を照らす小型の照明器具）**を均一な距離で配灯するだけでなく、壁のアートや植物を照らすなど、何を照らすかを考えるとより効果的です。この場合、ランプが可動式で光の方向を変えることができる**ユニバーサル**がおすすめです。

天井をおり上げて間接照明にするとより柔らかな光になります。色温度に配慮し、間接と直接、アートを照らす照明を上手に組み合わせれば、癒やされる待合室となります。

10

車いすの居場所を決めておく

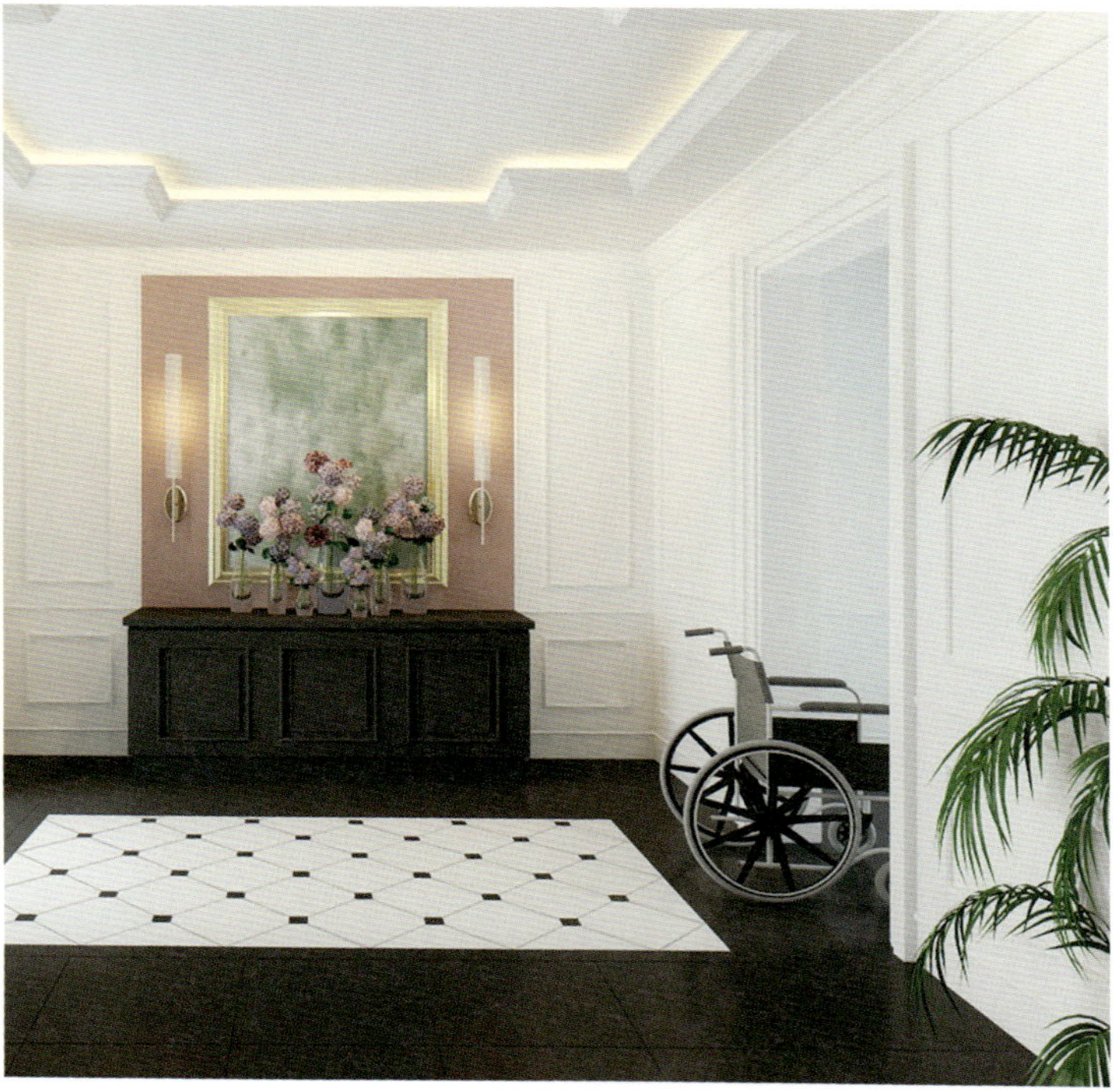

風除室からつながる小部屋を車いす置場にすると車いすのある場所がわかりやすく、かつ美しい玄関になります。（神戸大山病院）

医療施設には、共用で使用する様々な物品があります。それらは自分の居場所がはっきりしないまま、あちらに行ったりこちらに行ったり住所不定になることがよくあります。車いすが代表的な物品です。

施設の玄関や廊下に車いすがはみ出して置かれている様子をよく見かけますが、患者さんの通行の妨げになっています。また乱雑に車いすが置かれている状況が日常になってしまうと、施設の品格が落ちます。

〈ポイント〉車いすの居場所を決めておきましょう。最もよいのは、施設計画の際に車いすの居場所をあらかじめ考えておくことです。

たとえば、病院の玄関には**風除室**がありますが、風除室からつながる空間に小部屋を設け、車いすの居場所とすると効果的です。この仕組みは、住宅の玄関収納として人気の高い**ウォークインシューズクローク**と同じ様なものです。

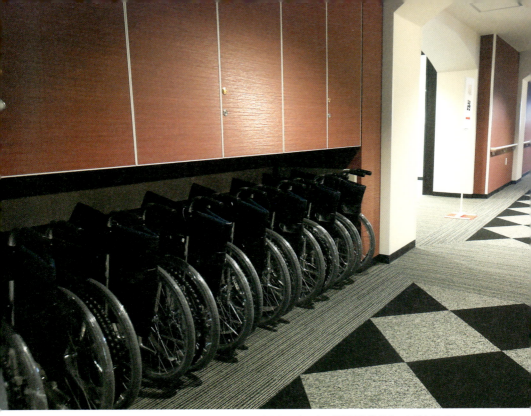

廊下の収納の下部を車いすが入るスペースに。あらかじめ車いすの居場所を設けることが大切です。
（ほうせんか病院）

靴のまま入っていけるウォークインシューズクロークには、靴やゴルフバッグ、掃除道具など様々な物品がスッキリと収納できます。施設においても、車いすだけでなく、掃除用具や傘立てなども収納できますから、きちんと整理整頓されます。

また廊下や待合室にも、車いすの患者さん用のスペースも設けておきましょう。安心して待つことができ、出入りしやすい場所を設定しておくことが大切です。

廊下の車いすの収納場所も大切です。車いすがはみ出さないような収納の仕組みを考えます。たとえば、廊下の壁面上部をリネン収納、壁面下部を車いす置場にすると効果的です。

物品が施設内にあふれると、歩行のじゃまになるだけでなくそこで働く施設スタッフの心も乱れていきます。物品を収納し整える。それが、スタッフの心が整うことにつながっているのです。

11 親子の絆を刻むキッズコーナー

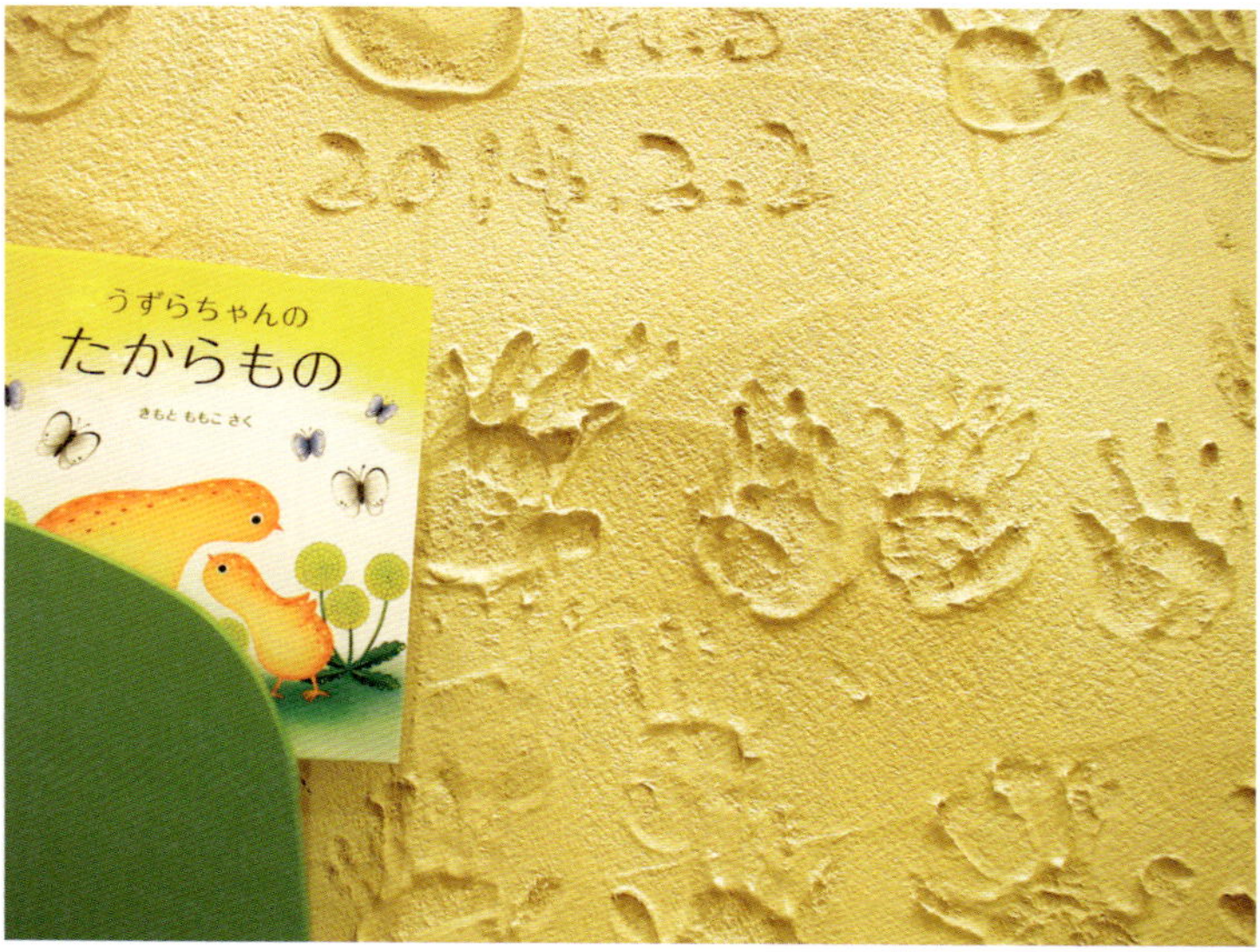

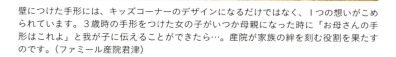

壁につけた手形には、キッズコーナーのデザインになるだけではなく、1つの想いがこめられています。3歳時の手形をつけた女の子がいつか母親になった時に「お母さんの手形はこれよ」と我が子に伝えることができたら…。産院が家族の絆を刻む役割を果たすのです。（ファミール産院君津）

キッズコーナーを設ける医療施設が増えています。小児科、産科はもちろん他の診療科でも母親とともに訪れる子どもは多く、キッズコーナーがあるだけで来るのを嫌がらなくなる場合があるからです。

どんなに狭くても子どもの居場所を設けるのは効果的ですが、キッズコーナーがあればよいというわけではありません。病院・施設の中には様々な人がおり、子どものはしゃぐ声を煩わしく感じる人もいます。子どもがなるべく静かに過ごせるコーナーづくりが大切です。

〈ポイント〉 ①安全性、②片づけしやすい収納、③子どもが興奮しすぎないデザイン、の3つが挙げられます。

①の安全性とは、危険回避と感染防止です。危険回避では、角をなるべくつくらない、段差をつくらない、受付・会計などスタッフの目の届く場所につくる、が具体的ポイントです。感染防止では、建材に拭け

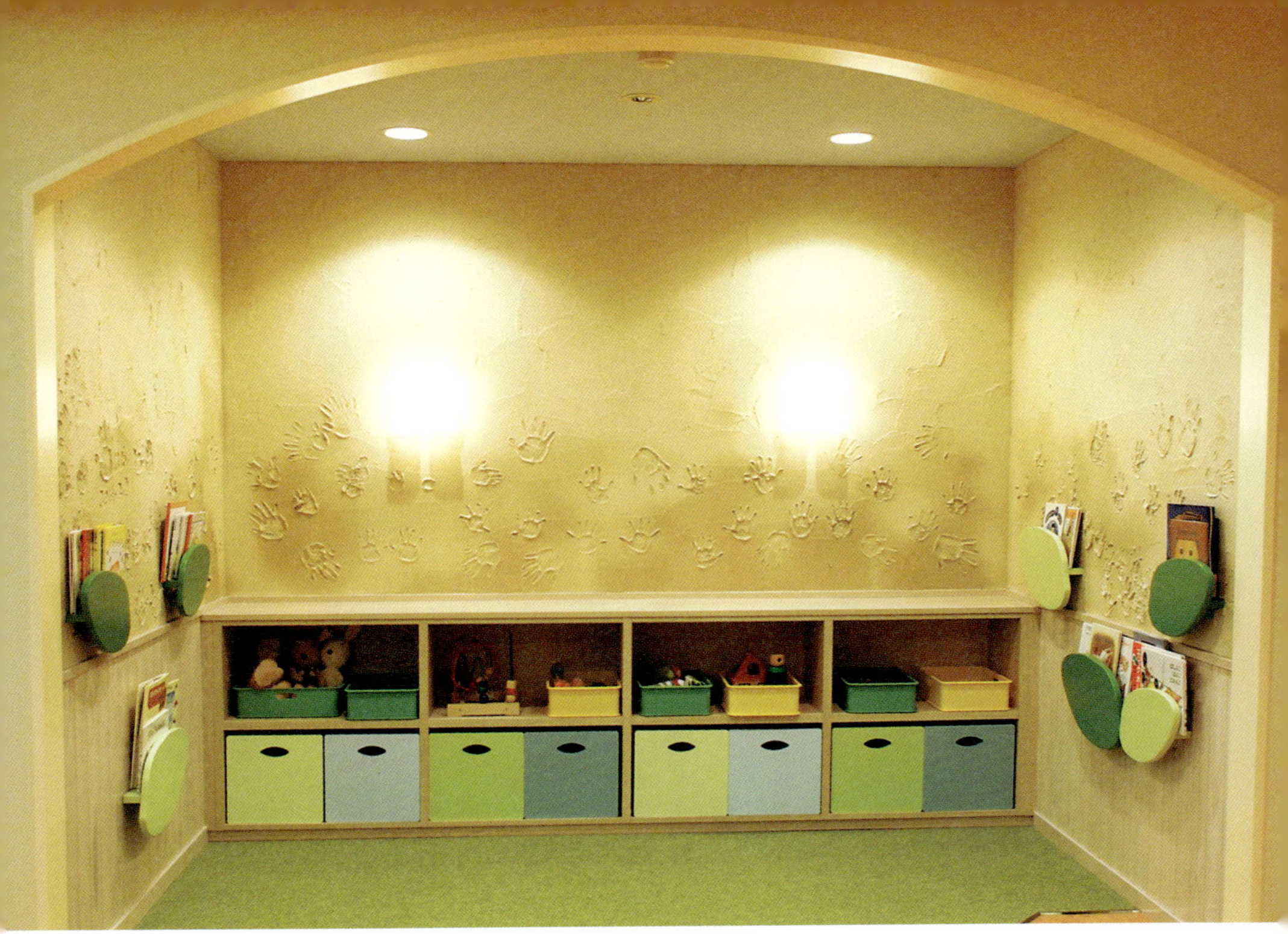

ファミール産院君津では「キッズコーナーを親子の絆」をコンセプトでデザインしました。開院式の日に地元の子どもたち（0歳〜12歳）に集まってもらい、珪藻土（高い保湿性と程よい吸湿性から壁土に使用される建材）を塗り、柔らかいうちに子どもたちに手形をつけてもらいました。大人も混じり楽しいイベントにもなりました。

る素材を使用する、口に入れても安全な物品を選ぶ、日常の消毒・清掃を徹底する、が具体的ポイントです。

②の片づけしやすい収納の具体的ポイントは、子どもが自ら片づけしたくなるような収納の工夫をすることです。

③の子どもが興奮しすぎないデザインの具体的ポイントは、滑り台などの大型遊具や、DVD視聴用テレビは興奮しやすいので避け、**静かに読める絵本を置くことです。**

コーナーの色彩も重要です。赤や黄などの原色構成は興奮しやすいので、**温かみのある自然色のベージュやモスグリーン**などをうまく使用するとよいでしょう。

キッズコーナーを単に子どもを遊ばせる場ではなく、親子の絆をつくる場と考えると色々なアイデアが生まれます。

12

風除室を整える

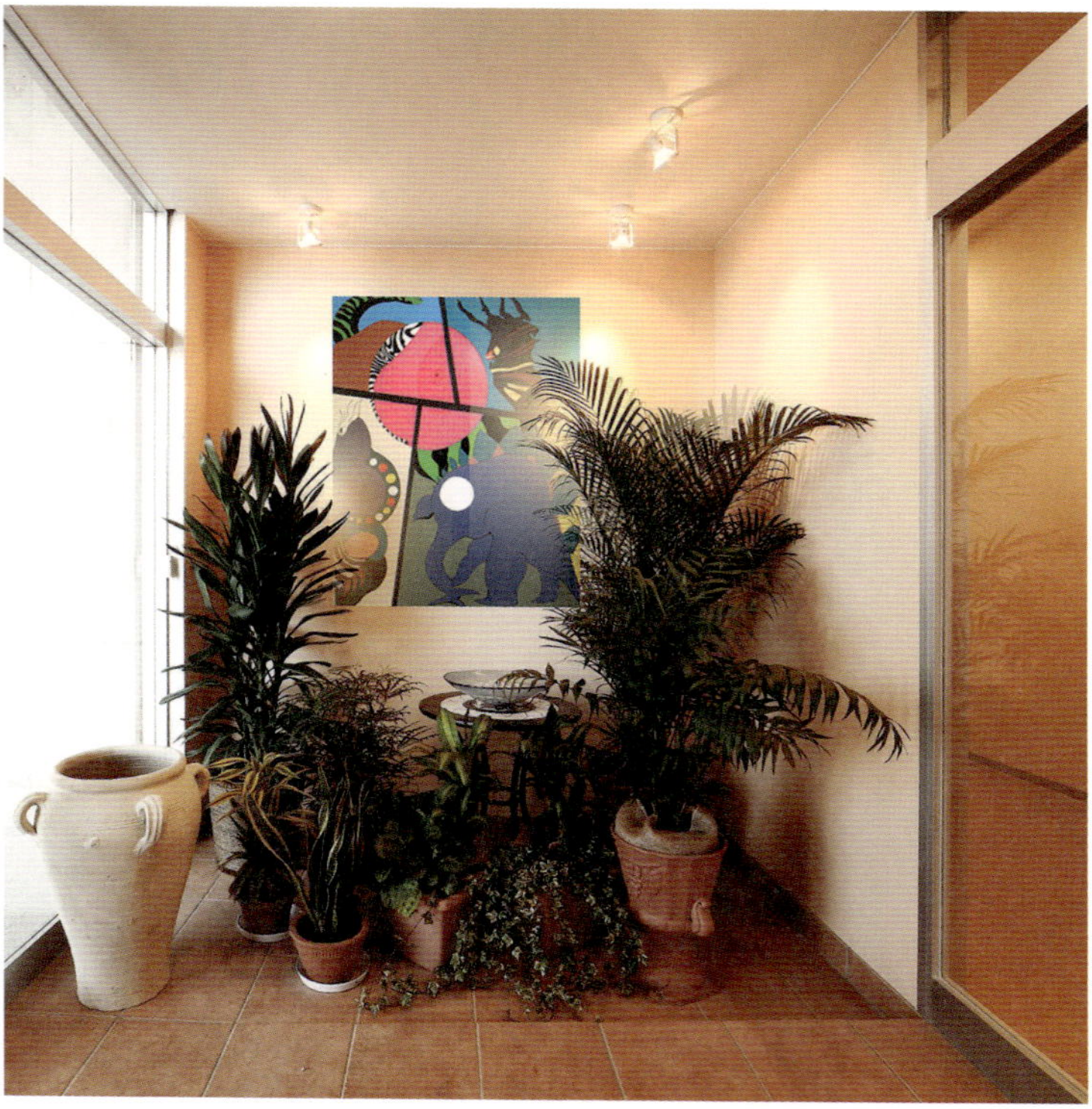

緑をたくさん置いて癒やしの風除室にすることもおもてなしです。（ヒロクリニック）

風除室はその名前どおり、屋外の風（冷気や熱気）の流入を防ぎ、屋内の室温を保つために設けられている部屋です。しかし、この空間には様々な物品が置かれています。傘立て、手指の消毒薬、車いす、掲示板などです。風除室内で靴を脱いでスリッパに履き替えてもらう施設もあります。

設計段階では図面上に風除室としか書かれていないので、その機能を検討する機会がありません。建物完成後に、「あれもこれも置く場所が必要だった。どこに置こうか？」と慌てるケースもよくあります。計画の段階で美しく保たれるように考えておきましょう。

〈ポイント〉 風除室をお出迎えの部屋として考えてみましょう。そう考えると色々なアイデアがあります。

たとえば傘立ては、自立壁付け型で雨の日以外は壁に収納できる製品もあります。アルコール手指消毒剤は、常時設置します

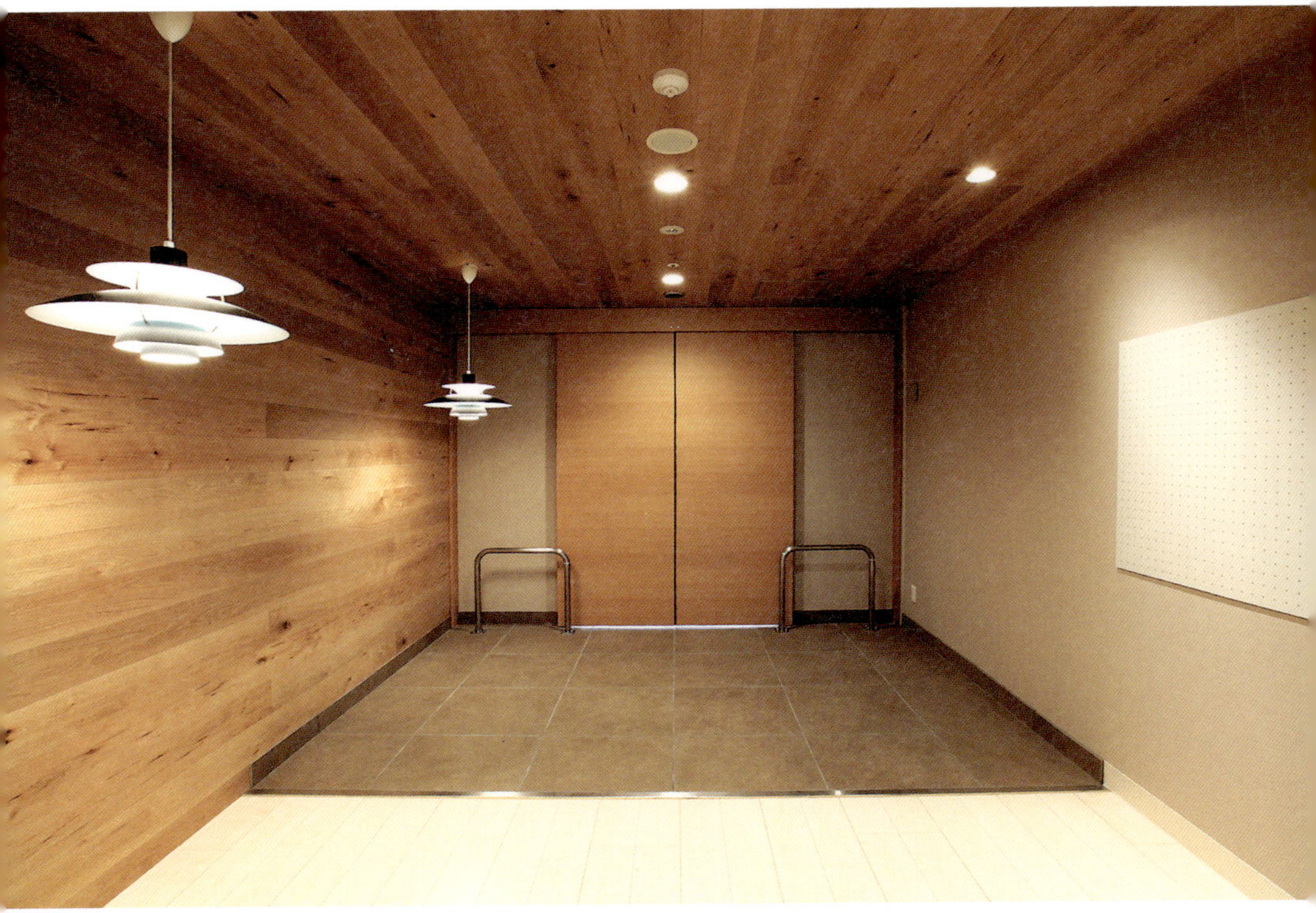

木の香りがする風除室。小部屋として考えると、床･壁の素材や色合い、照明の雰囲気はとても重要です。（有料老人ホーム歌楽楽《うらら》）

から壁にニッチという掘り込みの飾り棚をつくり設置したり、美しいテーブルに置きます。

車いすは場所をとりますので、風除室の脇に小部屋をつくり収納するのが理想的です。

風除室の扉はガラス製自動ドアであることが多いですが、衝突防止のためにガラスフィルムや施設のロゴマークを貼ると効果的です。また自動ドアでは、扉の前を通るたびに開いてしまいますから、タッチパネルで開くような方式にすることをおすすめします。

外から建物に入った時に照度の差があると目がそれに慣れるまでに時間を要します。暗すぎたり明るすぎたりするのはよくありません。また、床の素材がすべりやすいと急に歩行の感覚が変わるので転倒しやすくなります。安全で、ウェルカムな雰囲気を感じる風除室を目指しましょう。

13

受付カウンターでおもてなしを

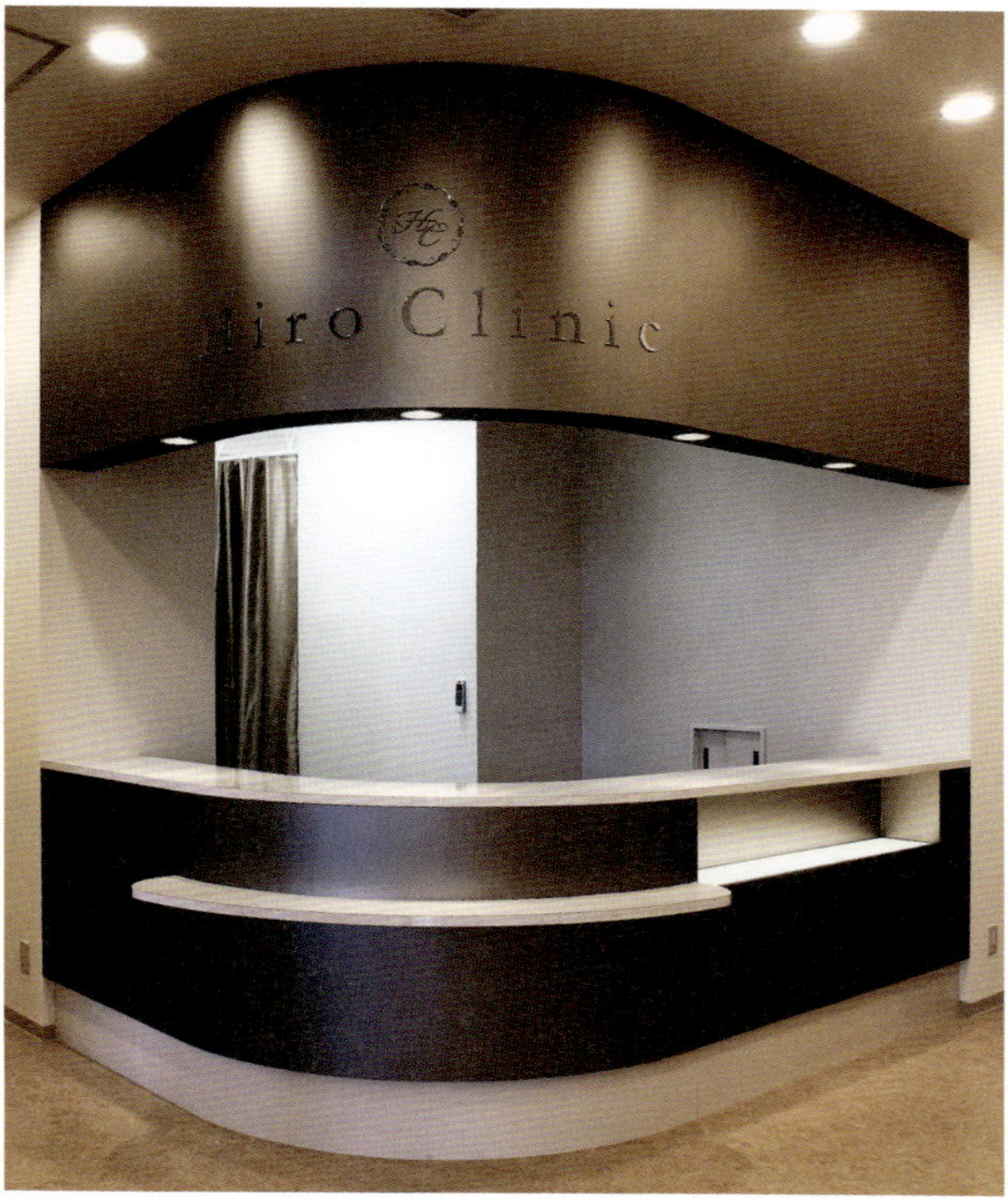

曲線の受付カウンターにすると、やさしいイメージに。手荷物を置く台もカウンターの一部に組みこむとすっきりします。(ヒロクリニック)

受付カウンターは施設の顔です。患者さんが最初に訪れる場所である受付での印象は、そのまま施設の評価につながります。

忙しい時間のフロントは、つい目の前の患者さんをさばくだけのルーティン業務になっていませんか?

受付カウンターでのスタッフの立ち居振る舞いは、身の回りの環境によって形づくられます。実はカウンターのサイズ・形状が、おもてなしの振る舞いをつくる重要な要素なのです。

〈ポイント〉受付カウンターの高さによって患者さんとの距離感は変わってきます。逆に言えば、**カウンターの高さの調整で距離を近く感じさせたり、遠く感じさせたりできる**のです。

立ちスタイルの受付の場合、カウンタートップの高さは100センチが標準です。カウンターの高さが境界の役目を果たし相手が見えにくいと威厳をかもし出し、見え

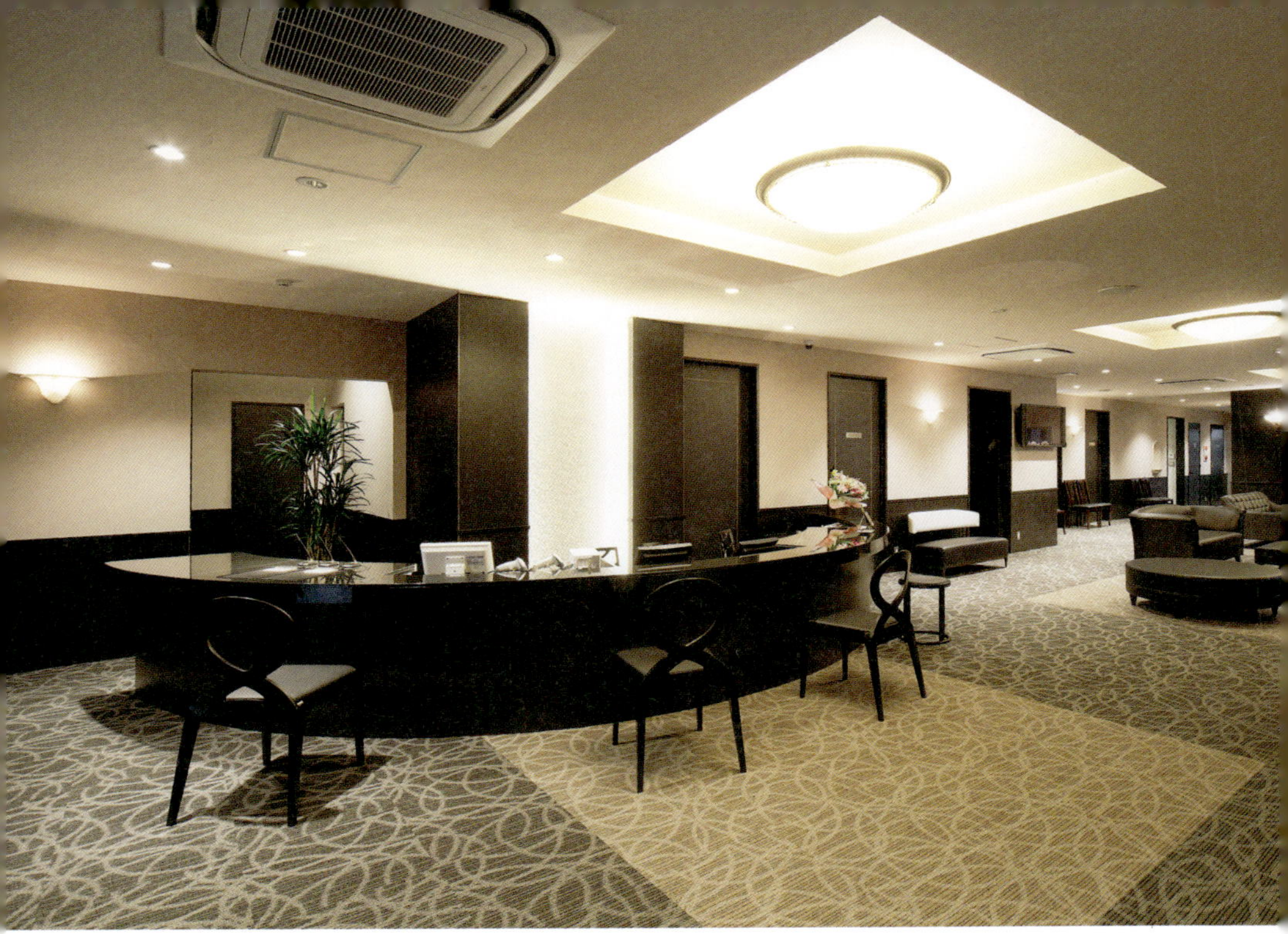

カウンターの材質は黒の御影石を使用し、背面に間接照明を入れました。リニューアル前は「座って受付すると、患者さんの対応に時間がかかりクレームが出るのでは？」と反対もありました。しかしリニューアル３か月後にクリニックを訪ねると整然と患者さんが並んで待っていました。一人ひとりに丁寧に対応してもらえるという安心感が生まれたからだと思います。（鈴木慶やすらぎクリニック）

ると親近感を感じるというわけです。

〈事例〉 リニューアル前の鈴木慶やすらぎクリニックでは、立ちスタイルの円形受付カウンターでした。目の前の患者さん対応中に、横から別の患者さんに声をかけられたりして混乱することもありました。

リニューアルのコンセプトは五ツ星ホテルのようなおもてなしで、五ツ星ホテルのように座って受付するスタイルにデザインしました。

リニューアル後は、受付スタッフの動きや姿勢までも美しくなりました。美しくなった受付に患者さんが増えて大人気のクリニックになりました。ホテルにヒントを得たことで、医療施設の常識にとらわれないおもてなしの受付になっています。

14

カーテンは癒やしのツール

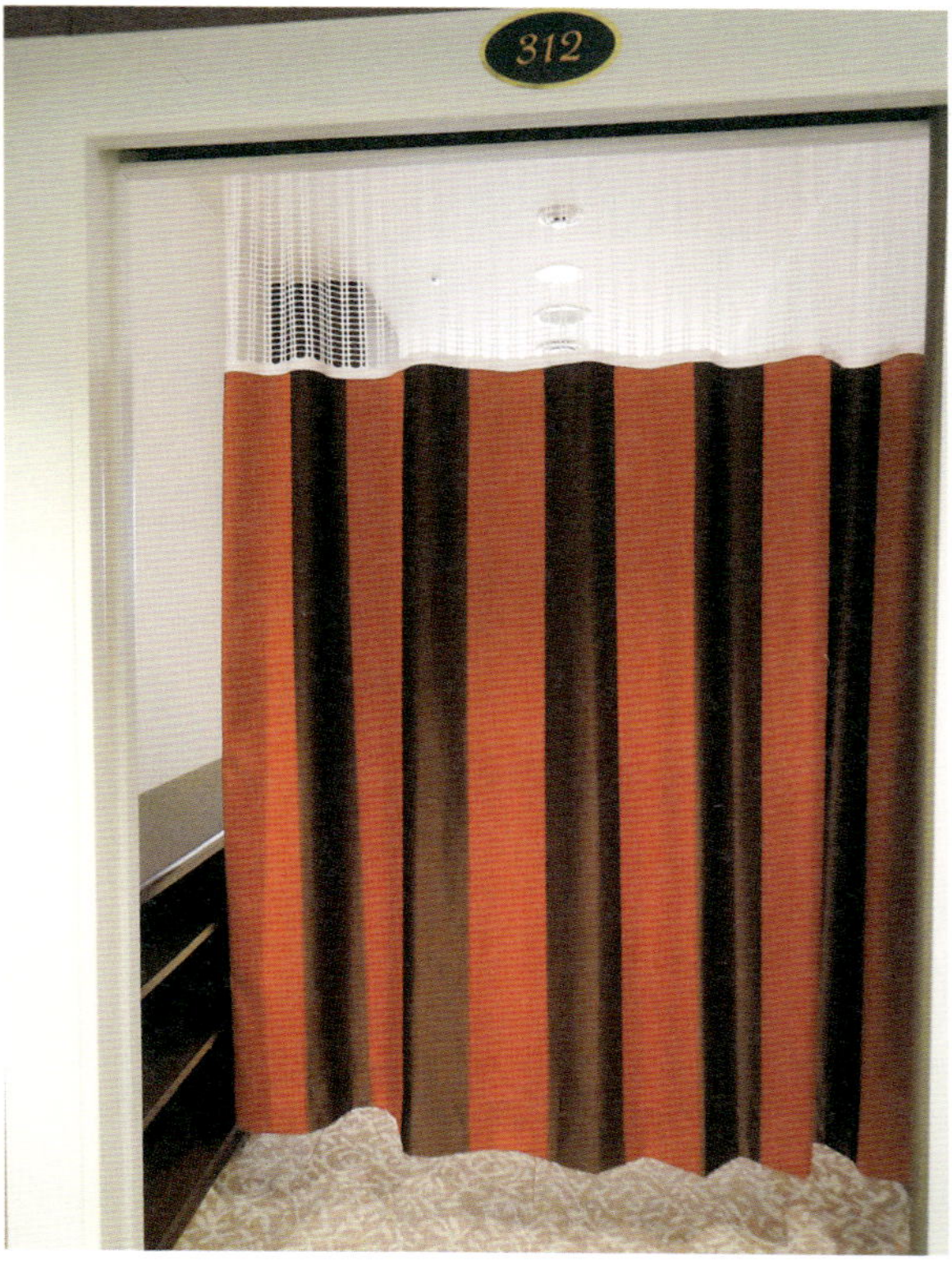

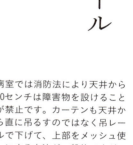

病室では消防法により天井から50センチは障害物を設けることが禁止です。カーテンも天井から直に吊るすのではなく吊レールで下げて、上部をメッシュ使いにする方法が一般的ですが、メッシュのデザインや生地の色柄は工夫できます。（ほうせんか病院）

あなたの施設のカーテンを観察されたことはありますか？　カーテンの存在にさえ気づかないほどそれは脇役になっているかもしれません。**施設のカーテンは患者さんに寄り添う役割がある**と私は考えています。

〈ポイント〉 カーテンの役割は、**①視線を遮りプライバシーの保護を果たす、②太陽光を遮り外気の侵入を防ぐ。温熱環境の調整、③心身の状態を引き上げる心理的効果**の3つです。

しかし看護の現場においては、①と②の役割は果たしていても、③の心理的効果についてはあまり考えられていないのではないかと建築の仕事を通じて感じます。

たとえば、多床室のベッドとベッドの間仕切りカーテンは、患者さんの心を和らげるものであるべきです。

患者さんの中には1日中カーテンに囲まれて過ごす方もいます。裏地の見える味気ないカーテンを見続ければ気持ちも萎えて

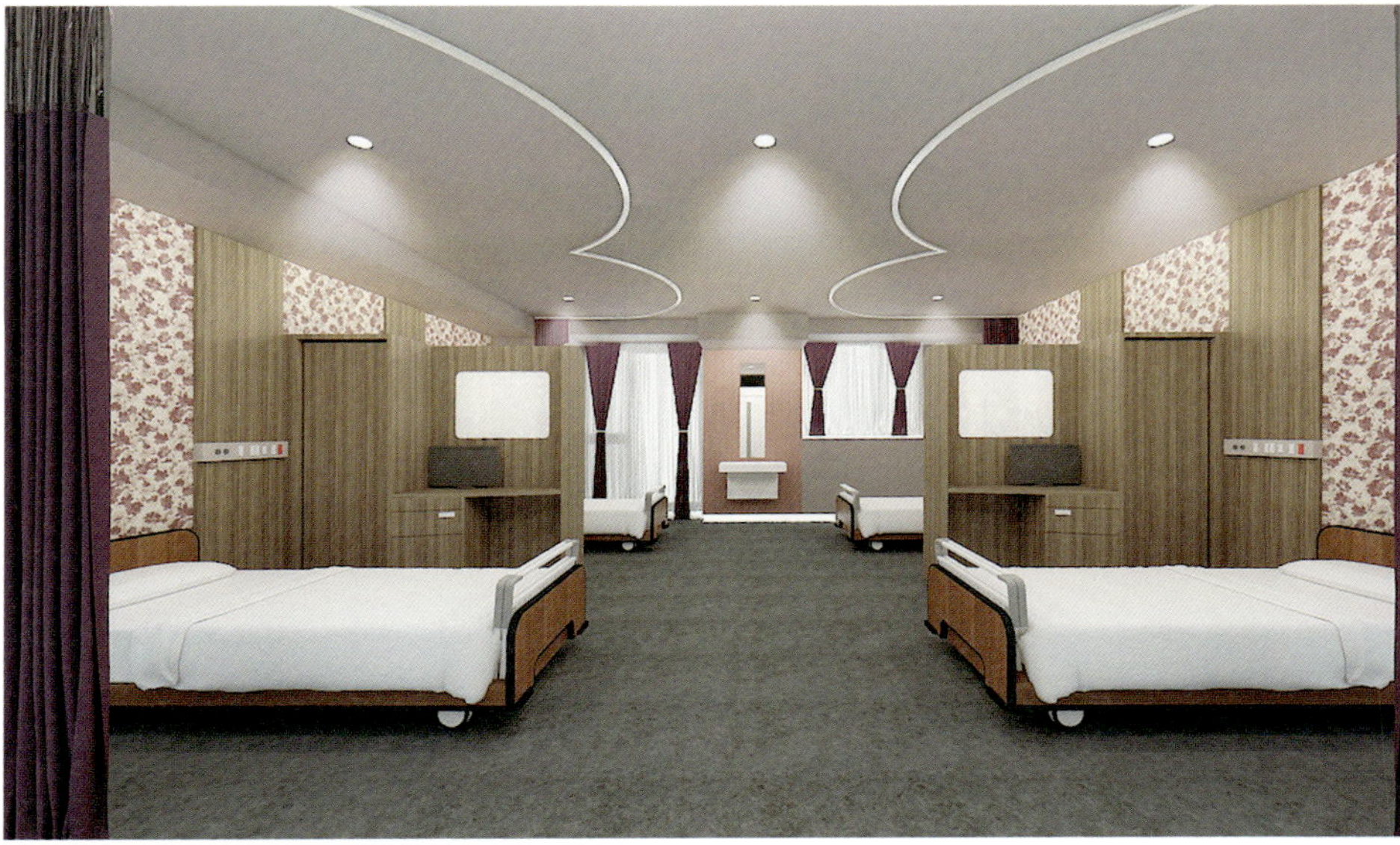

４床室のカーテンレールを直線ではなく丸くすると病室がやさしくなります。
窓からの光も奥まで入りやすくなり、廊下側の患者さんにも喜ばれます。（神戸大山病院）

しまいます。毎日カーテンの裏地を見て入院生活を送らなくてよいようにダブル縫いという手法があります。

裏地が出ないように両面とも表にして縫う手法です。フックなどの金具も患者さんが見えないように、両側から生地で挟むとどちらから見ても金具の出ない美しいカーテンになります。

「窓から緑が見える患者は窓からレンガしか見えない患者に比べて回復が早い」※7という研究報告があるようにカーテンが緑の役割をになうことができるなら色や柄がとても大切です。

たとえば植物や草木をモチーフにした柄物を取り入れるのは効果的です。

注意点は①濃い緑にすると室内が暗くなるので選ばない、②複雑な柄は目がチカチカするので選ばない、③見て穏やかな気持ちになれる柄を選ぶ、の3点です。

15 靴脱ぎ場を利用しやすく

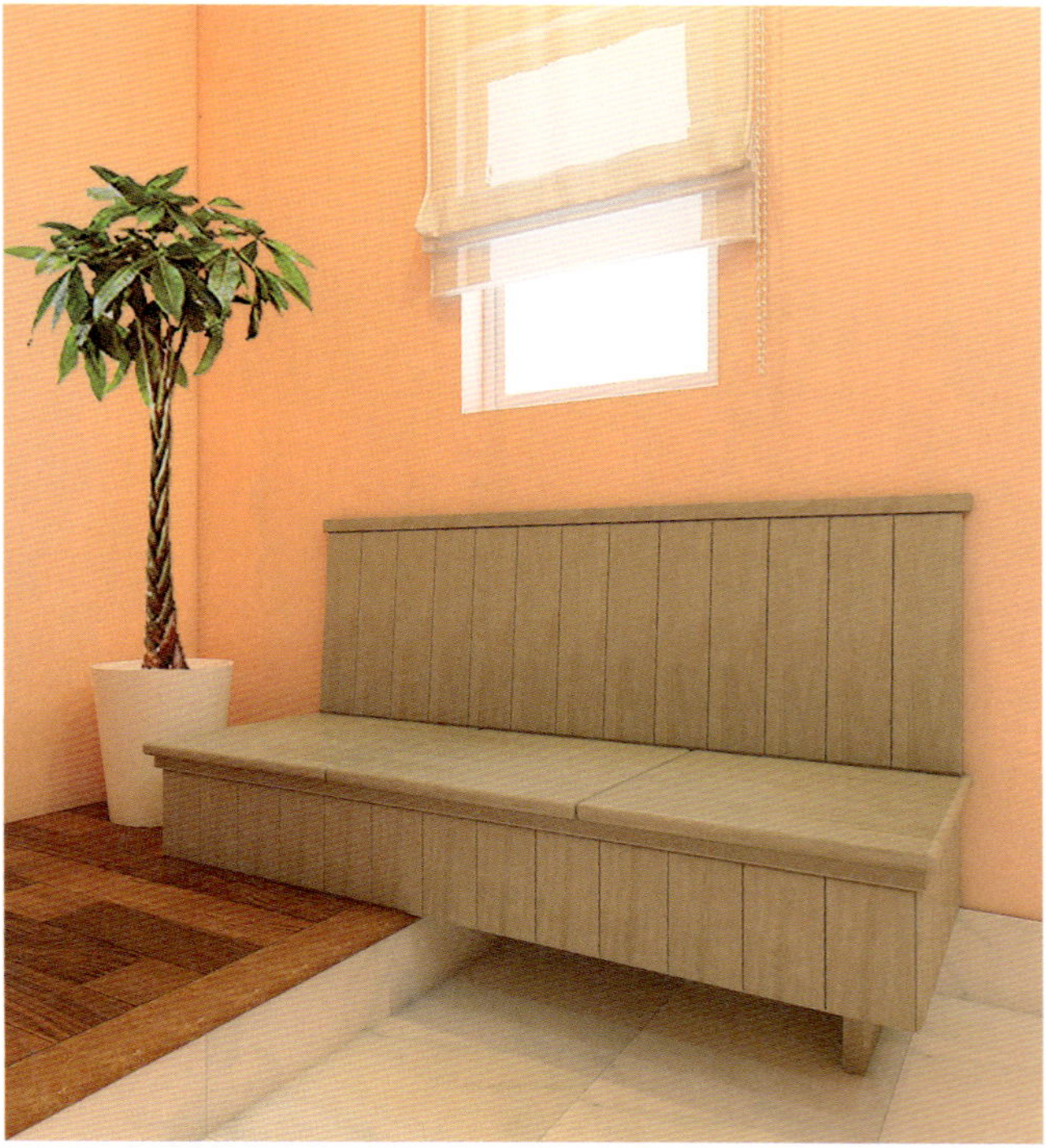

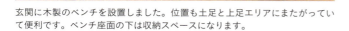

玄関に木製のベンチを設置しました。位置も土足と上足エリアにまたがっていて便利です。ベンチ座面の下は収納スペースになります。

かつての施設はほぼ土足厳禁でした。玄関には15センチ程の段差があり、そこで靴を脱ぎビニールのスリッパに履き替えたものです。スリッパに履き替えるのは、靴を脱ぐ日本独特の文化です。文化人類学者は「内部と清浄、外部と汚濁という象徴的図式が成り立っている」※8と分析しています。今は道路は舗装され、街中で土の上を歩くことはほぼなくなりました。施設においても空調や清掃が行きとどいていますので、土足のまま入館してもらう施設が多くなっています。

しかし、今でも個人のクリニックや高齢者施設では土足厳禁、履き替えるスタイルが多くあります。そこで、靴脱ぎ場を利用しやすくするアイデアを紹介します。

〈ポイント〉 **①ベンチの設置と場所**　靴脱ぎ場にベンチを置くと、かがむのがつらい人が、座って靴の着脱ができるのでとても親切です。**上がり框《かまち》**（玄関の上がり口で履

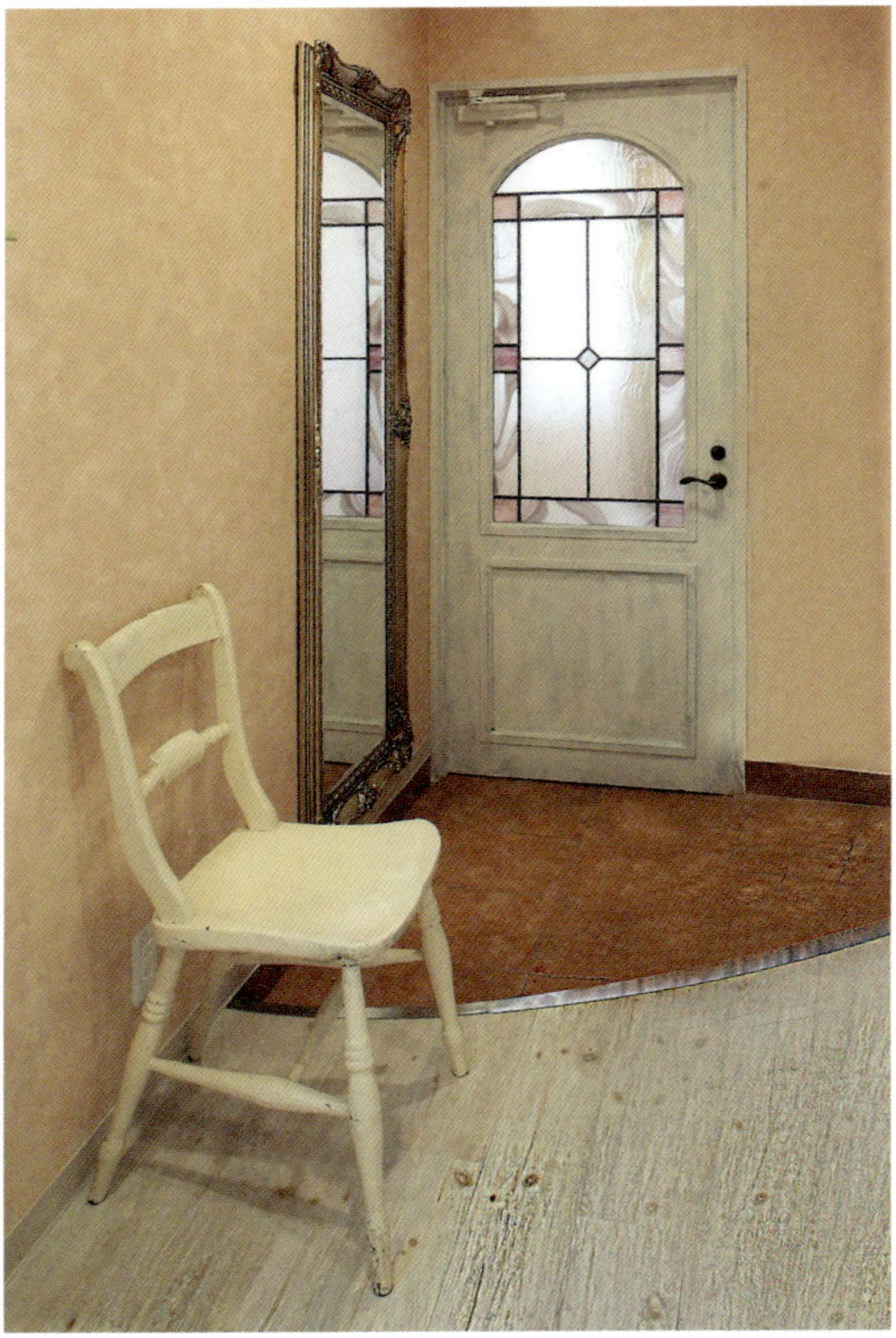

下足と上足エリアを段差を設けずに分離する方法として、色彩を変える方法があります。(さくら鍼灸整骨院)

物を置く土間の部分と、廊下や玄関ホール等の床との段差部に水平に渡した横木の部分)をまたいで、土足と上足の間に設置すると、とても親切です。

そうすることで、靴を脱いで座っているお尻を少し回転させるだけでスリッパにたどり着くことができるからです。

②過敏にならない　今はバリアフリーの時代ですので、玄関の上がり框をなくして段差をゼロにする方法もあります。その場合、土足と上足の境界がひと目でわかるようにするために、色を変えたり、素材を変えたりします。また3畳分くらいのマットを敷き、そのエリアは土足と上足が混ざってもよいとする方式もあります。

あまり過敏になる必要はありません。厳密に区分しようとするとうまく履き替えができない高齢者が玄関で転んだりして危険です。安全に落ち着いて靴を脱ぎ履きできる環境づくりが大切です。

16 待合室を快適にするレイアウト

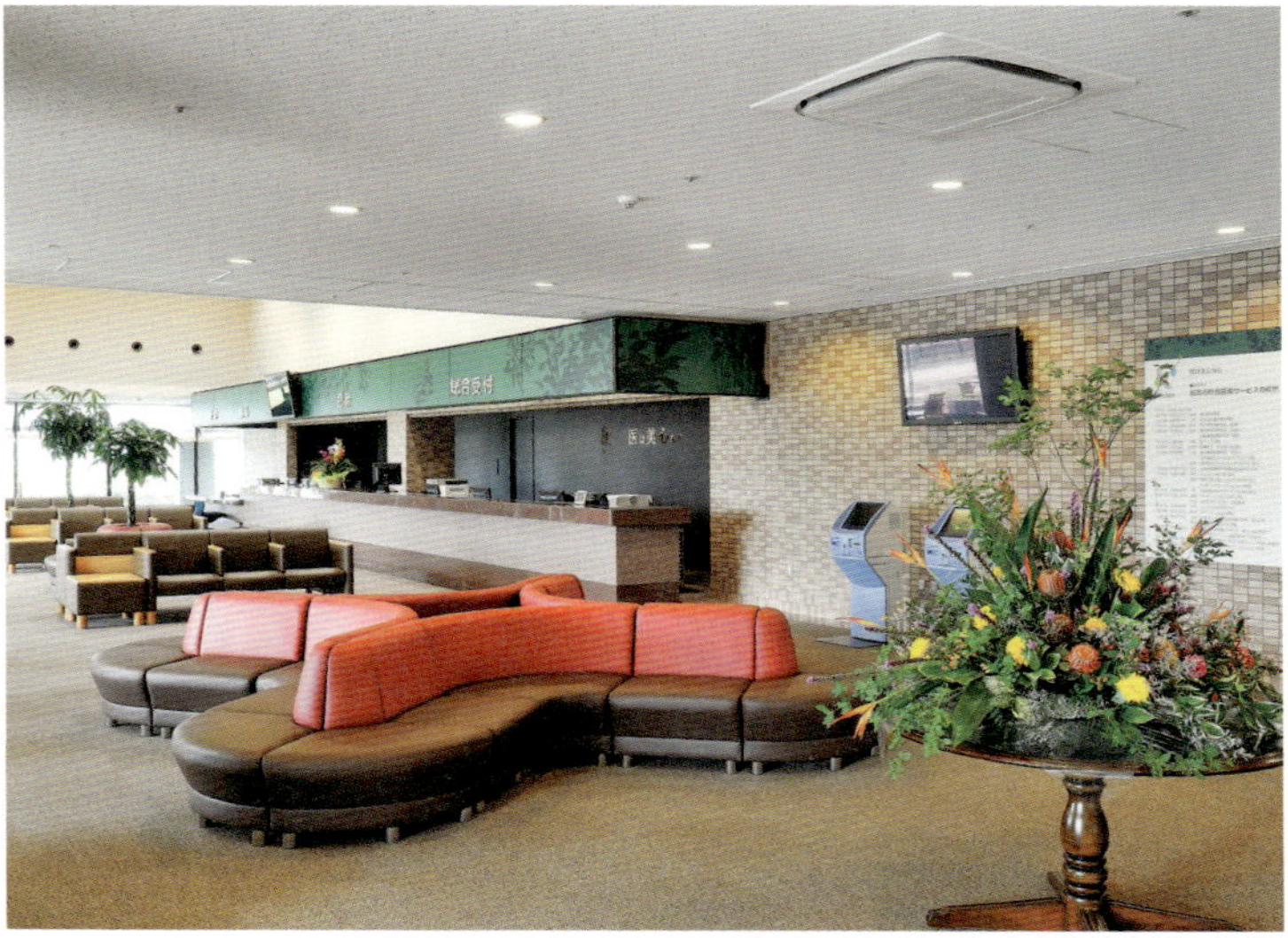

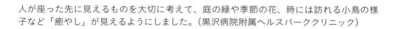

人が座った先に見えるものを大切に考えて、庭の緑や季節の花、時には訪れる小鳥の様子など「癒やし」が見えるようにしました。（黒沢病院附属ヘルスパーククリニック）

待合室で診察を待つ時間は患者さんにとって長く感じられるものです。まだかまだかと思うとイライラがつのります。患者さんの待ち時間を快適にする工夫の一つに**待合室のレイアウト**があります。

待合室のレイアウトで特に大切なのは**椅子の配置**です。多くの病院で見られる待合室の椅子の配置は患者さんが座れる人数を多くするために映画館のように効率よく同じ方向を向いて座るパターンが多いです。

全員が同じ方向を向くレイアウトでは、座っている患者さんの視界に入るのは前の人の後頭部です。他人の後頭部を見ながら待つことが快適といえるでしょうか。目線の先には受付や会計カウンターもあり、他の患者さんの出入りを見ることにもなりプライバシーも保たれません。

〈ポイント〉　一方向の椅子の配置を多方向に変えてみましょう。待ち時間の苦痛の一つは強制されることにあります。決まった

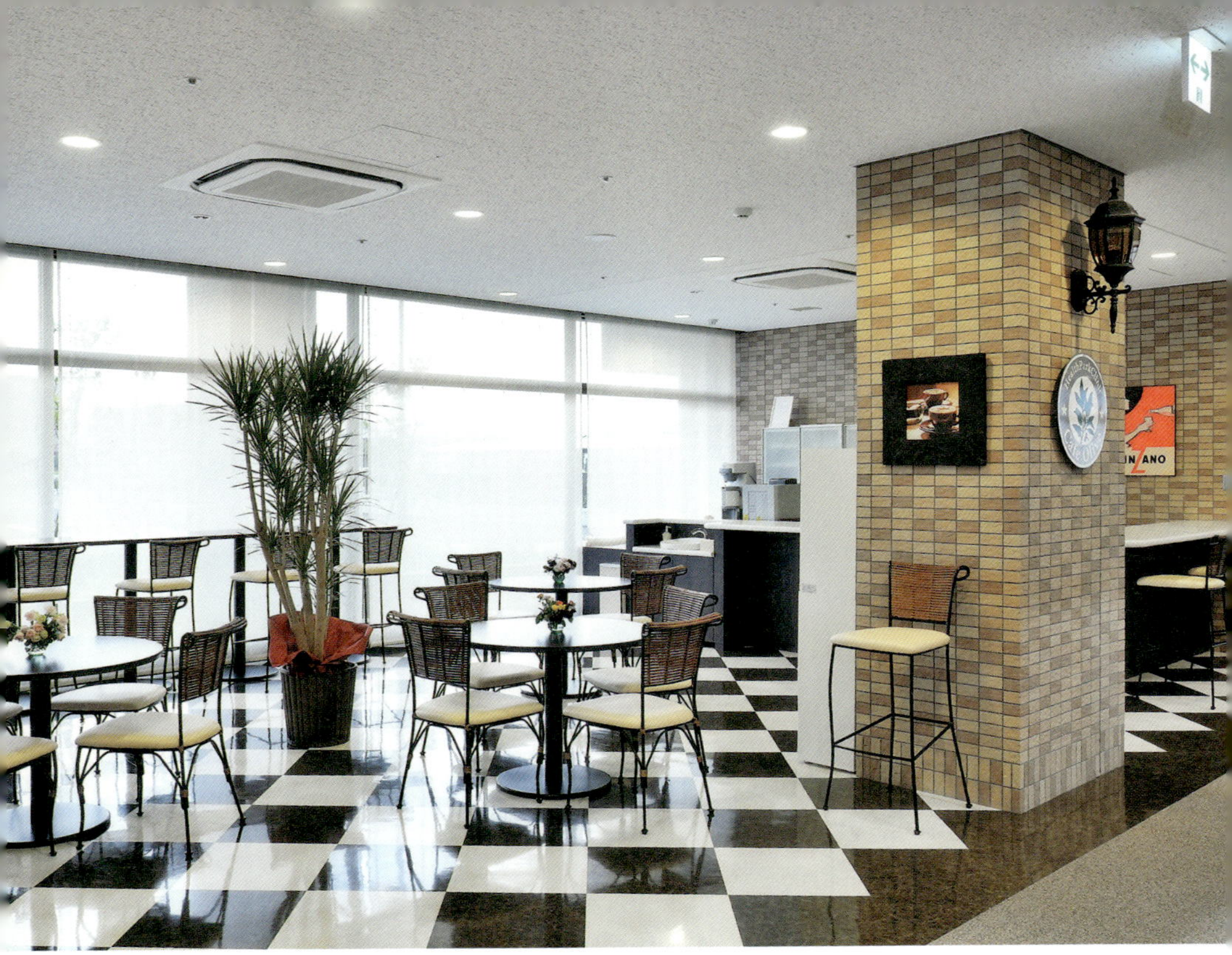

1人で読書などして静かに待ちたい方のためにカウンターコーナーも効果的です。
(黒沢病院附属ヘルスパーククリニック)

椅子の配置と座らせ方に多くの患者さんは早くそこから脱したいと思うのです。強制的な待合室から自由な待合室に変えることで待ち時間の苦痛を和らげ、時間の経過も早く感じられるようになります。

〈事例〉 黒沢病院附属ヘルスパーククリニックでは待合室を広場という発想でレイアウトしました(写真)。

椅子の形も曲線的なベンチタイプや座面の少し高いもの・低いものなど患者さんが自分の状況に合わせて座りやすい椅子を選べるようにしました。

このように椅子を一方向の配置から多方向の配置に変えることで、待合室は広場に変わり、快適な待ち時間を実現しています。

17

待合室の椅子は診療科に応じてセレクト

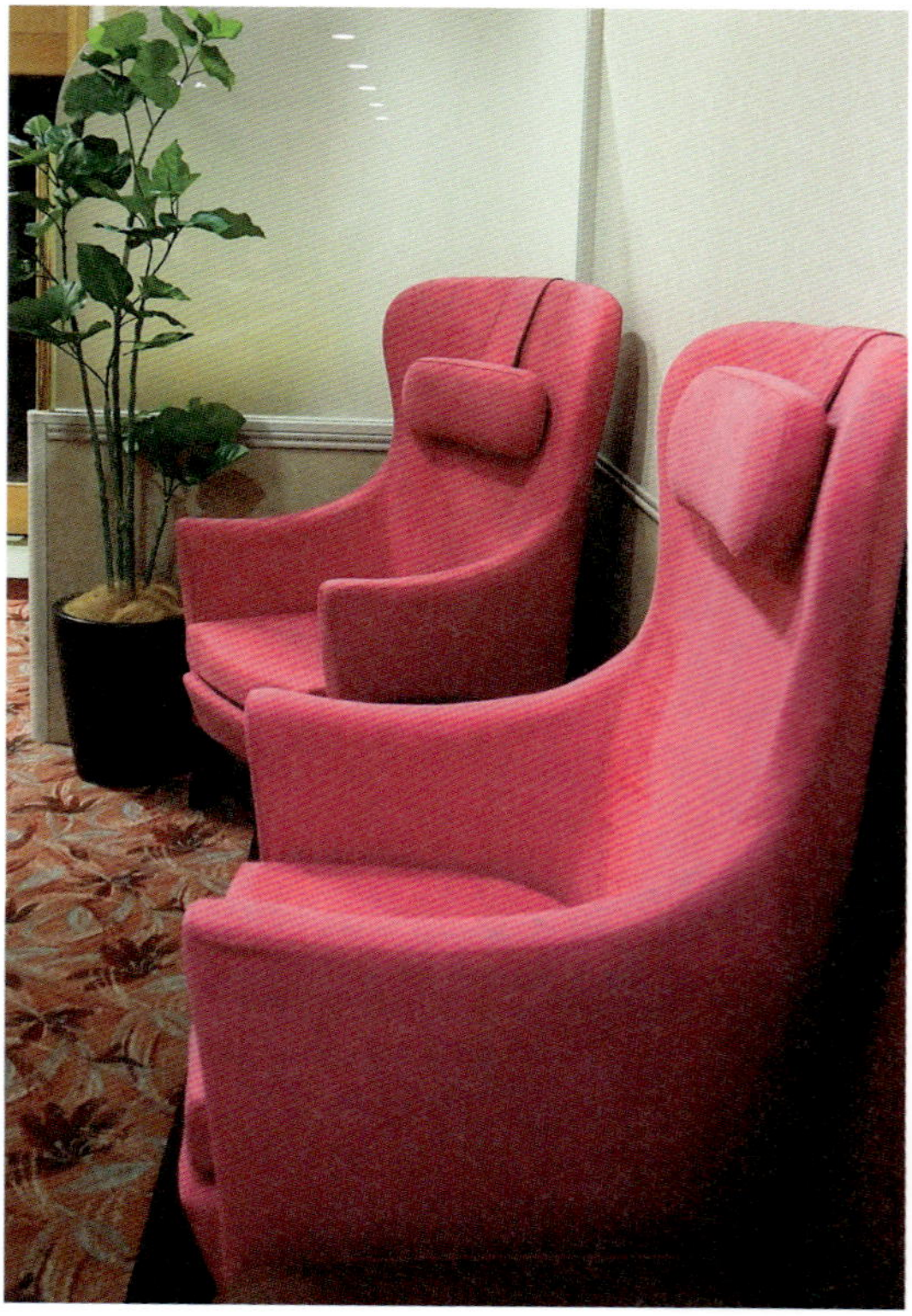

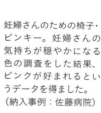

妊婦さんのための椅子・ピンキー。妊婦さんの気持ちが穏やかになる色の調査をした結果、ピンクが好まれるというデータを得ました。（納入事例：佐藤病院）

待合室は医療施設の顔です。そこで感じる快か不快かは施設の評価に直結します。疼痛のある方、妊娠されている方、車いすの方、患者さんは苦痛を抱えて待合室にいますので、できるだけ苦痛を軽減する配慮が大切です。

待合室の椅子は単に**座る**という機能だけでなく、**苦痛を軽減する**という役割もあるのです。

〈ポイント〉 以前は、待合室に多くの人が座れればよいので、椅子のデザイン（座面の高さ、背もたれの角度など）は重視されていませんでした。しかし、病院用の椅子は研究が進み、様々なタイプの椅子が開発されています。

椅子選びのポイントは、診療科に応じて使い分けることです。 例えば整形外科では松葉杖でも立ち上がりやすいように高めの椅子。小児科では親子がペアで座れるような椅子など、工夫次第でとても快適な待合

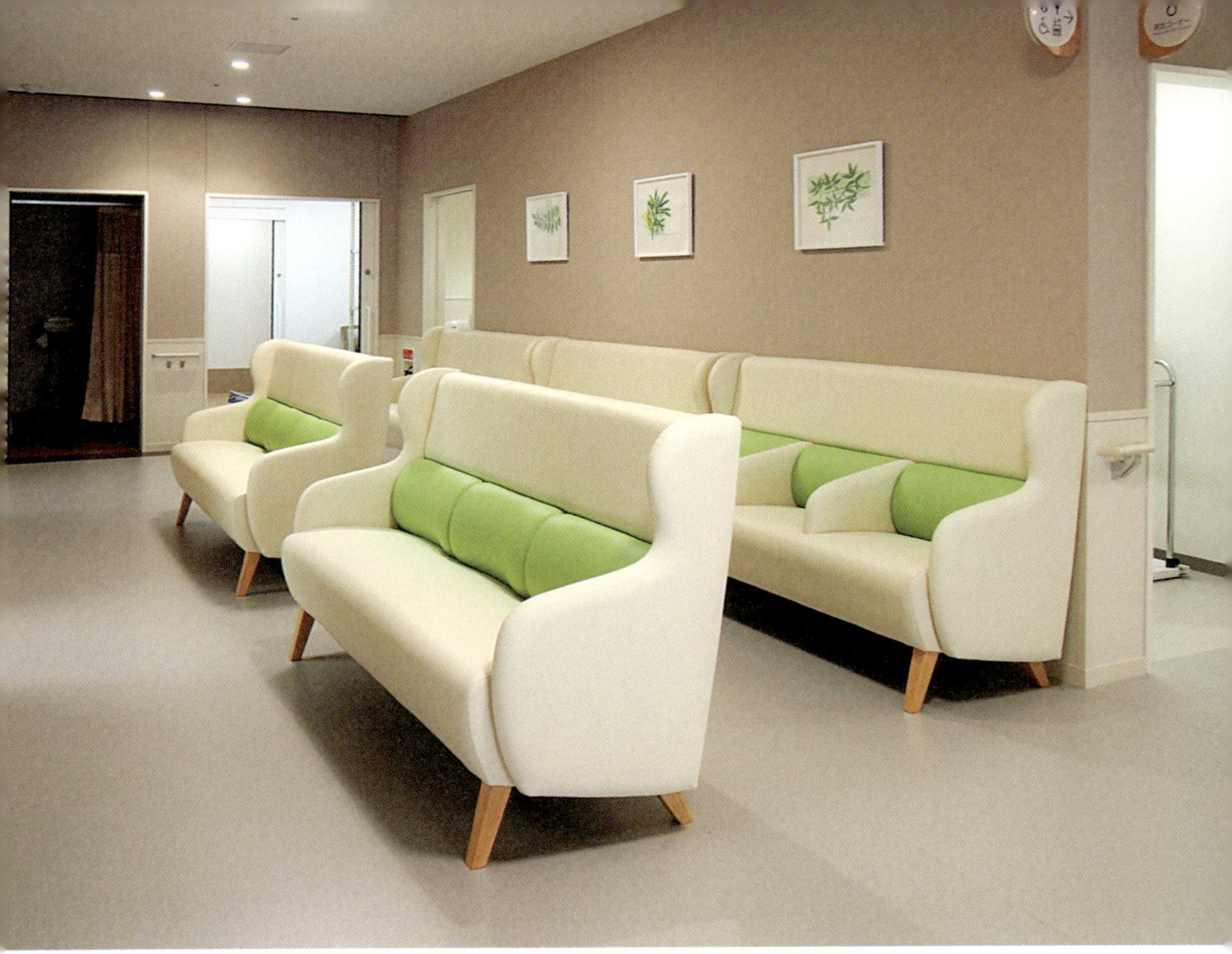

名古屋第一赤十字病院バースセンターの待合室の椅子は妊婦さんに優しいデザイン。（椅子：株式会社オリバー）

室になります。

また、高齢の患者さんが多い病院では車いすの患者さんのスペースを確保しておくことも大切です。スタッフとして施設の新築や改築の際に家具の選定を任された時には、ぜひ参考にしてみてください。

〈事例〉 私は妊婦さんのための椅子をデザインしました。妊婦さんに協力してもらい、**つわりの時期から産後ケアまでを通して座りやすい椅子を研究しピンキーを誕生させました（写真）。**工夫のポイントは、①つわりで辛い時に頭部を支持できるように背もたれが高め、②重いお腹でも立ち上がりやすいように座面が少し前傾でアーム付き、③座面が骨盤を支持できる固さの異なるウレタンにすることで妊婦さんに好評を得ました。

細部に宿る心づかいは、患者さんに伝わり施設全体の評価につながります。

18

歩きたくなる廊下の床材

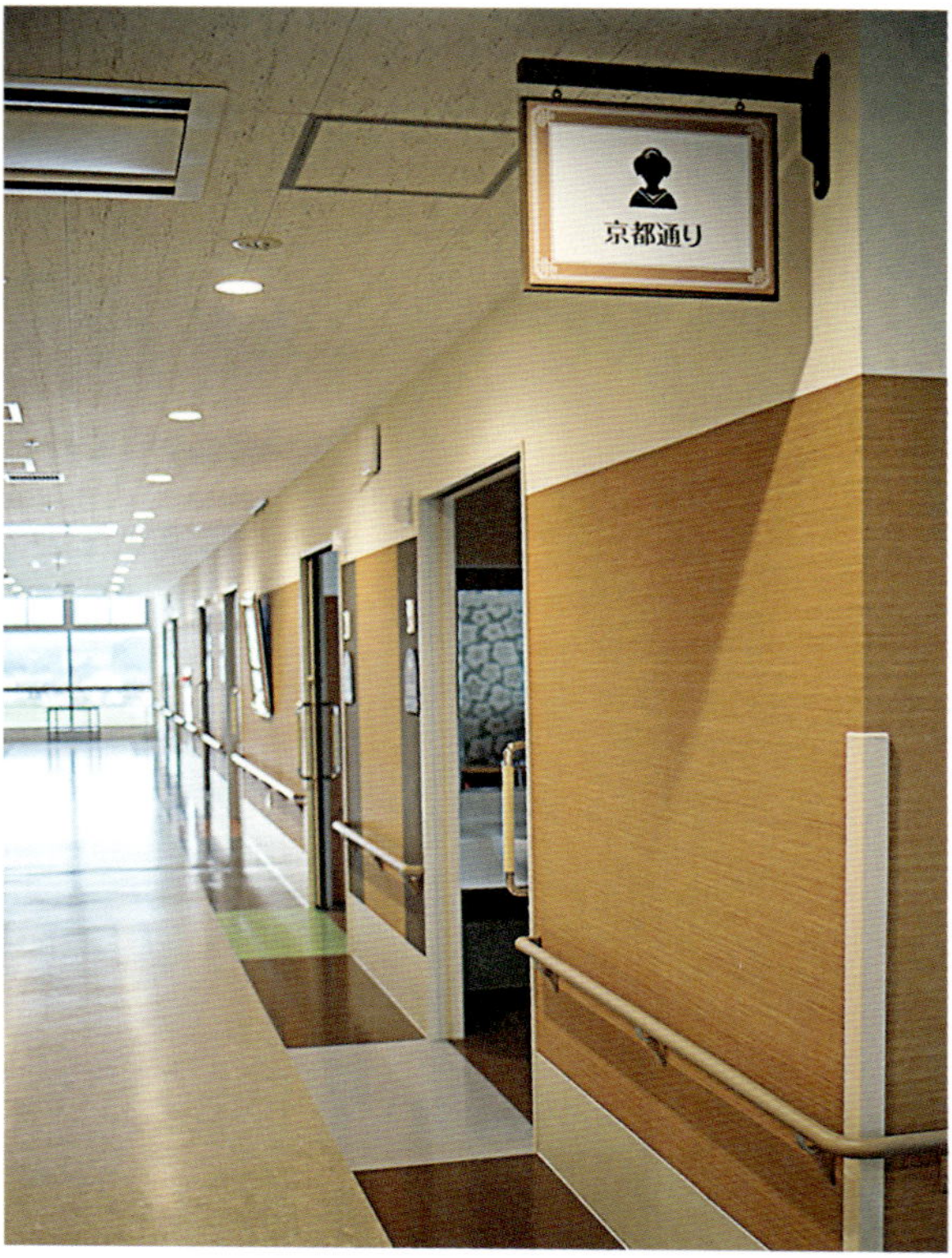

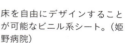

床を自由にデザインすることが可能なビニル系シート。（姫野病院）

療養している方が気持ちが明るくなり自発的に歩きたくなる廊下になればいいと思いませんか？　廊下の床材について考えてましょう。

〈ポイント〉　①素材　施設に適した床材は**タイルカーペット、リノリウム、ビニル系シート、木質系フローリング**です。療養型施設で家のような雰囲気が好まれる場合は、フローリングもよいでしょう。歩行感に優れ、木という天然素材による癒やしの効果もあります。

病院の一般病棟の場合は、薬剤による汚染や頻繁な清掃・消毒があるため耐久性が求められます。リノリウムやビニル系シートが適しています。タイルカーペットはホテルのような高級感が出ます。足音が響きにくく歩行の感触も優しいですが、カーペットの毛の中に汚れが入りやすく、薬剤等に弱いデメリットもあります。

②色彩　床の色を選ぶ際のポイントは**空間**

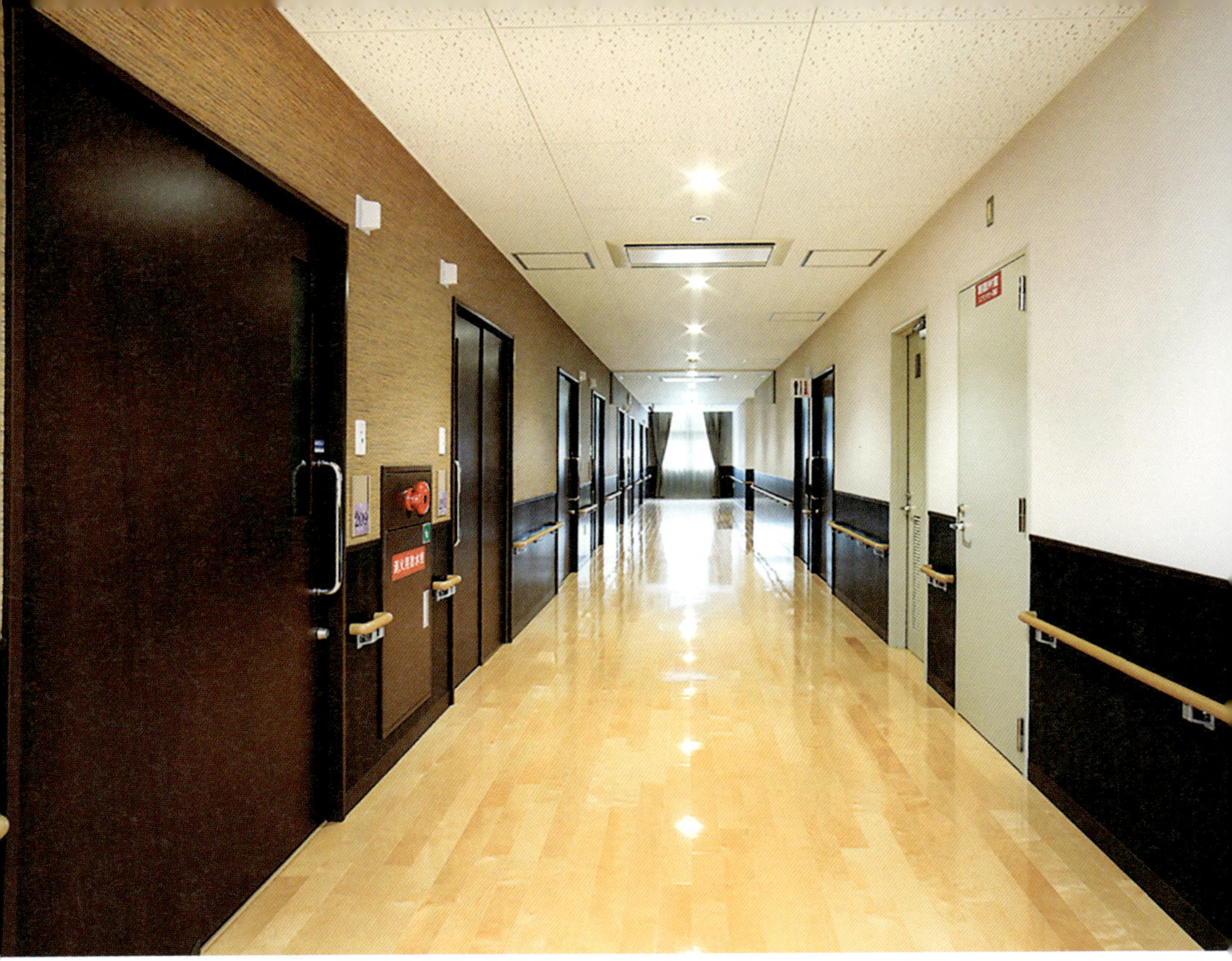

歩行者に優しい木質系フローリング。フローリングの下には高齢者が転んでも大けがしないように柔らかなゴムマットを敷いています。（介護老人保健施設・舞風台）

全体のバランスです。壁や天井の雰囲気を床が底支えしています。床は、空間の中で汚れやすく傷つきやすいので、汚れや傷が目立ちにくい色と柄を選びましょう。汚れがすぐにわかるように薄目の色を選ぶ考え方もありますが、経年変化を見ると清掃で取りさっても汚れは残ります。掃除していないと思われかねません。

私の経験からは、**全くの無地より少し柄があった方が汚れは目立ちにくい**です。

どの色がよいか事前に検証も必要です。床材メーカーや代理店から尺角《しゃっかく》サンプル（30センチ角の現物）をもらい、それにマジックで書いてみたり土足で乗ってみたりしてふき取るのです。この方法で汚れの残りや落ちやすさを現物で確認できます。水で濡らして靴やスリッパで歩き、防滑性も確認してください。

19

廊下のサインは計画的に

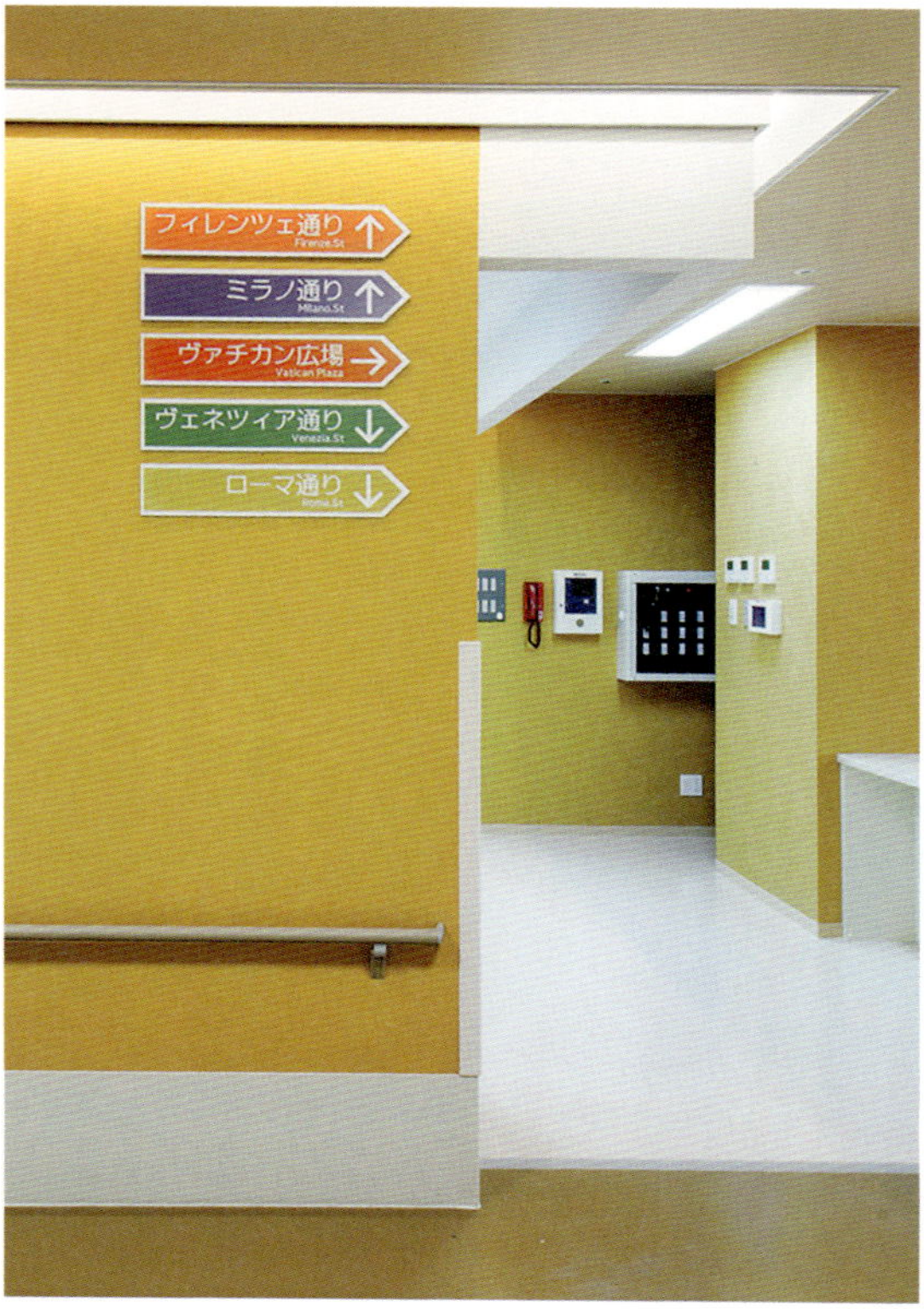

海外旅行をインテリアコンセプトにした病院ではフィレンツェ通り、ミラノ通り、ローマ通り、ヴェネチア通りといった具合にネーミングし、街を歩く様なサインにしました。（姫野病院）

施設の廊下にはさまざまなサイン（看板）があります。居室、トイレ、浴室など、サインが必要な場所が多いからです。ポイントは統一感があってわかりやすいこと、施設の中で心なごむものであることです。

〈ポイント〉　①ピクトサインでわかりやすく

ピクトサイン（以下、ピクト）は、ある情報や注意を示すために表示される視覚記号です。文字の代わりに視覚的な図で表現することで、情報の伝達を行うことができます。子どもや外国人でも理解できるユニバーサルデザインです。

女性用トイレのピクトが赤色、男性用トイレのピクトが青色か黒色であることは私たちが共通に持つイメージですが、実はこんなことがありました。

私がイタリア留学中、ある素敵なホテルのトイレを訪ねた時のことです。男女のピクトが同じ黒色でした。無意識に間違って

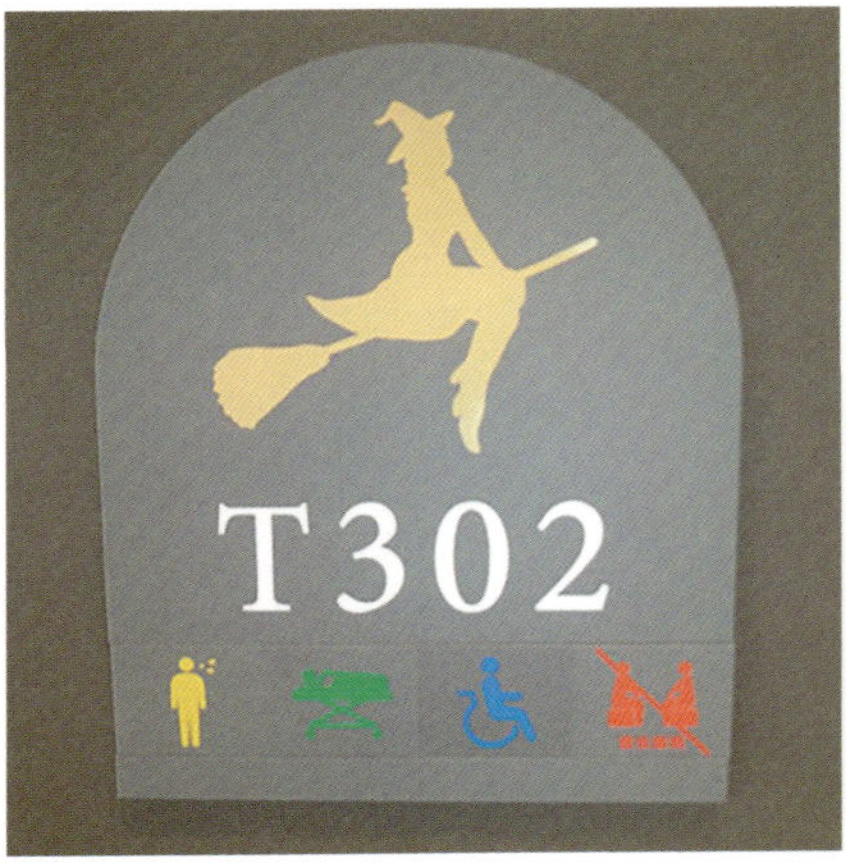

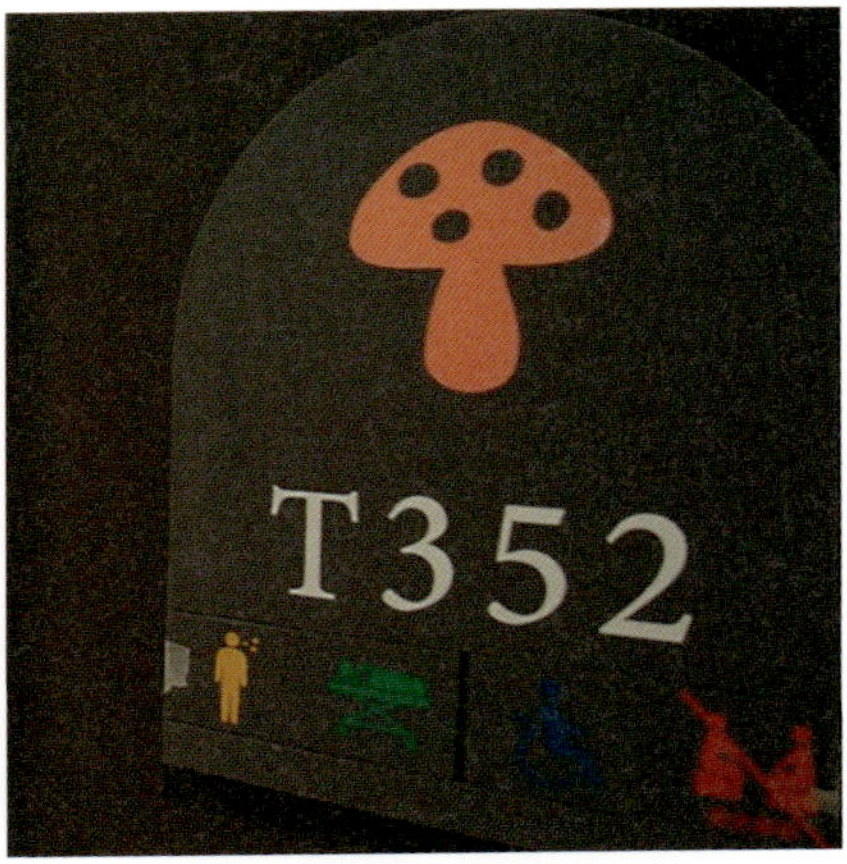

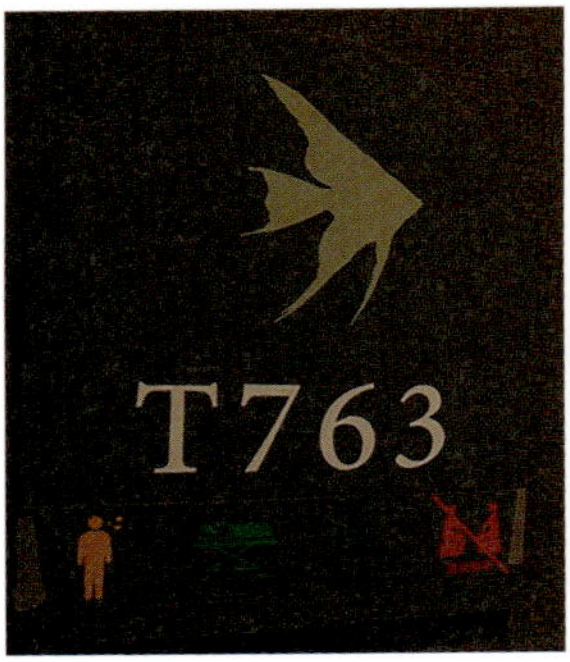

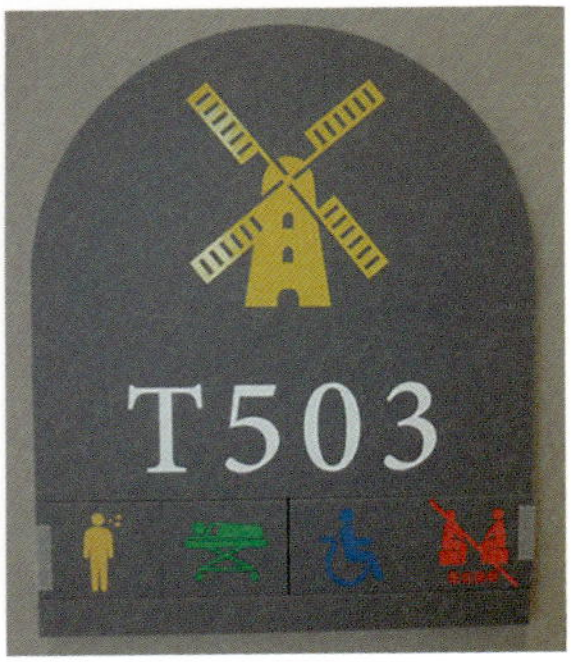

個室のプレートには番号だけでなくキャラクターのサインをつけました。魔女、きのこ、魚、風車など。「次に何が出てくるか楽しんで歩いてしまうよ」と患者さんからは好評です。また自分の部屋はひまわりなど、単なる部屋番号よりも認識しやすい効果もあります。（姫野病院）

男性用トイレに入ってしまい、恥ずかしい思いをしました。このような無意識の行動を促す力がピクトにはあります。

　また、白内障や色覚異常の人のためにピクトと下地の色に差をつけましょう。似た色だと同化して見えにくくなります。色の対比を大きくするなど工夫して見やすいサインにしましょう。

②楽しさ　私がこだわりたいのは、**楽しいサインであること**です。楽しいサインがあることで廊下をついつい歩いてしまう。それがリハビリにつながるなら素敵なことです。患者さんだけでなく働くスタッフにとっても楽しい空間であってほしいものです。

〈事例〉　姫野病院の高齢者療養型フロアのデザインでは、病棟の長い廊下を楽しく歩いていただきたく廊下を通りと考えてネーミングをしました。病院の中にユーモアがあると心がおだやかになります。

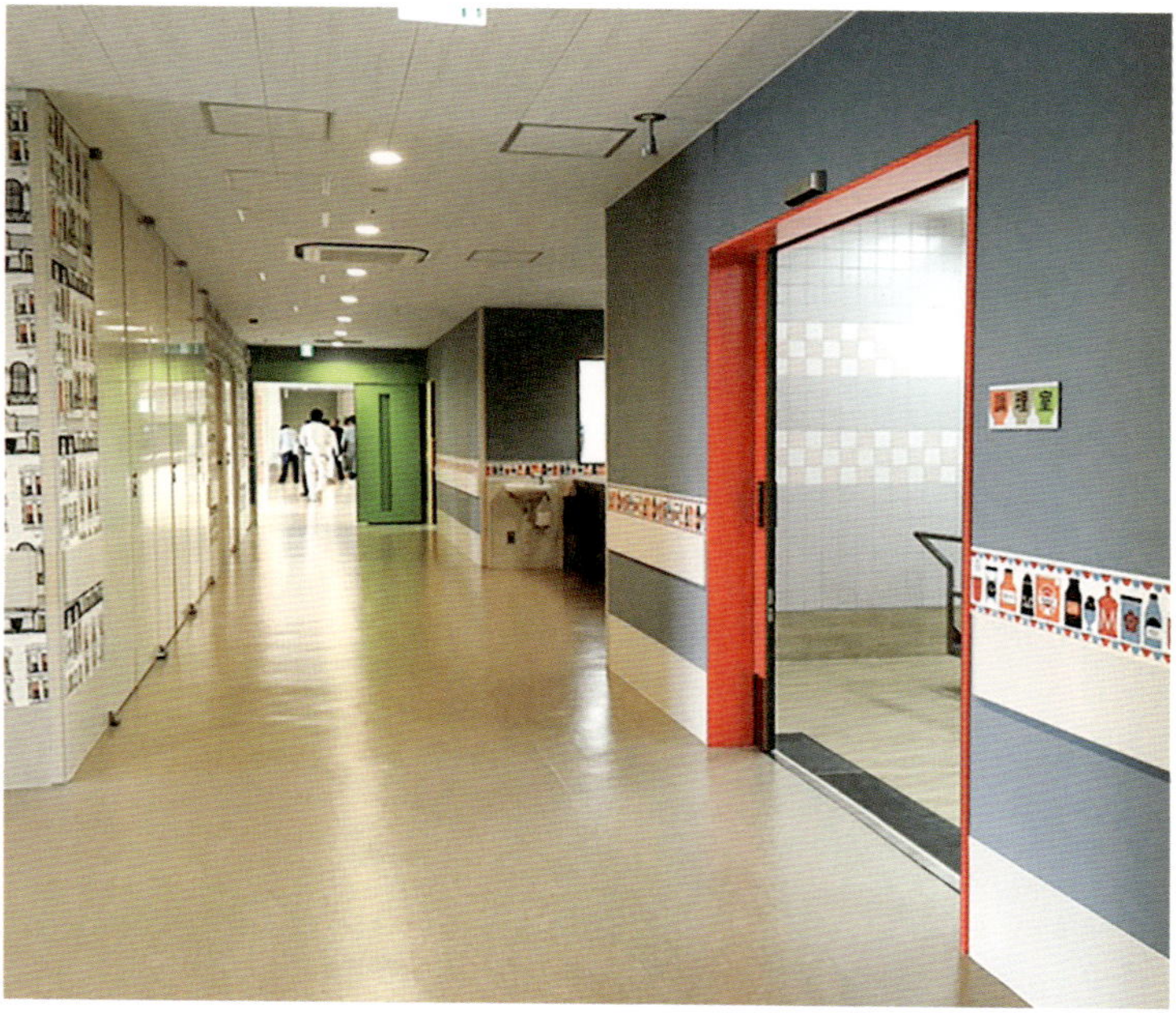

調理室とスタッフ休憩室のあるバックヤードの廊下。壁紙の色や柄を取り入れるとこんなに楽しくなります。（姫野病院）

20

バックヤードを楽しくする

せっかく患者さんのために表舞台を美しくしても、**バックヤードが汚い・暗い・寂しいと、スタッフの心はすさみ、笑顔も少なくなります。**

私のナース時代、準夜勤務時の夕食は地下の暗い食堂でした。本来食事は気分転換になるはずですが、暗い食堂に行くと余計に気持ちが沈みました。そんな経験から、私はスタッフの居場所にも色彩や、明るい気分になれる壁紙をよく使います。

バックヤードだからといって白い壁・灰色の床ではなく、楽しい環境をつくってみませんか？

〈ポイント〉壁紙・床材に色彩や柄を入れてみる　スタッフが目にする場所に、気持ちが高まる効果のある色彩を使用してみましょう。

たとえば、オレンジやイエローはビタミンカラーと呼ばれており、ビタミン・ミネラルを豊富に含んだフルーツの色です。こ

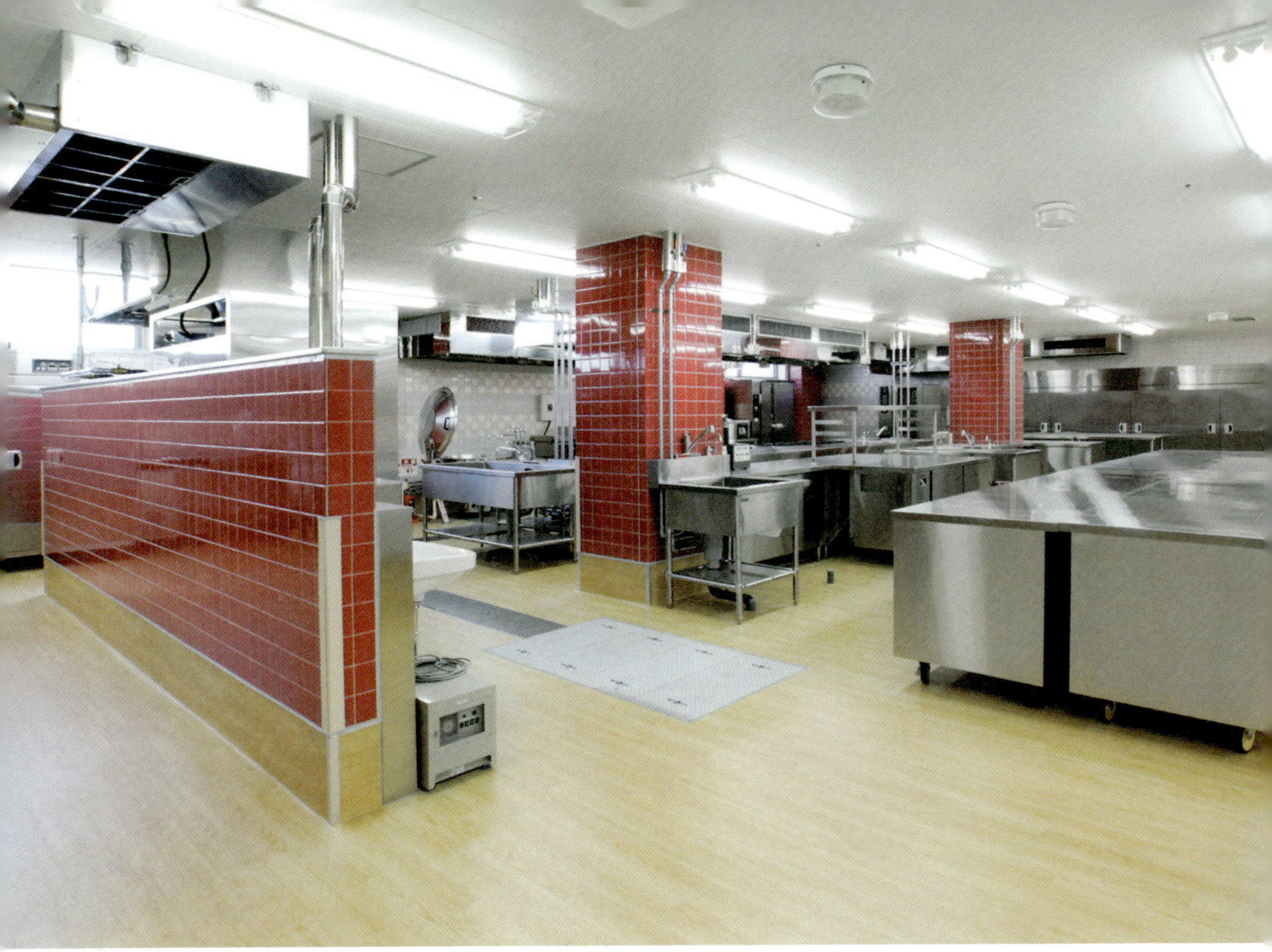

調理室の壁は白いタイルの施設が多いと思います。しかし、タイルがすべて白では空間が寒く感じられます。そこで、レッド系暖色のタイルをアクセントにし、床もナチュラルな色にしました。調理スタッフの士気が高まり、ここからおいしい病院食が誕生します。(姫野病院)

れらの色を目にすると元気が出てきます。

反対に高ぶった感情を沈静させたい、リラックスした気分になりたい場合には、グリーンやブルーを基調とした壁紙にすると落ち着きます。

〈事例〉 職員の食堂や休憩室の廊下にもちょっとした工夫で気分転換の場が生まれます。

姫野病院では廊下が楽しくなるように、壁紙を工夫しました。ブルーを基調にレッドとグリーンをアクセントとし、壁紙の一部にカラフルなボトル柄のボーダーを貼りました。

このように無地壁紙の上からボーダーを貼るだけで廊下が楽しくなります。反対側の壁にはヨーロッパの街並みの壁紙を使用し、街を歩いているような演出をしました。

21

スタッフ用トイレのリフォームで快適な職場づくりを

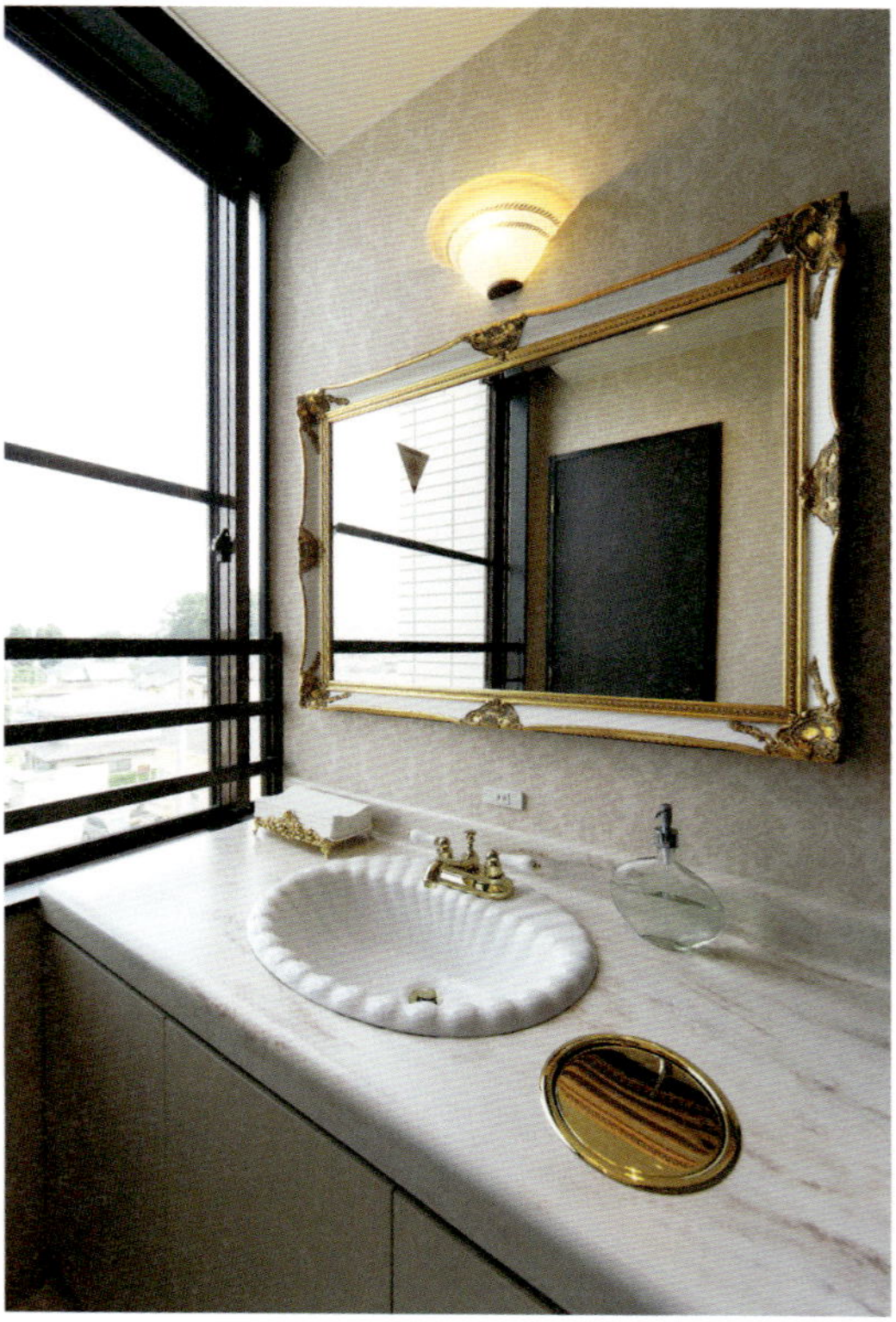

額縁のある鏡とブラケットライト（壁付けの照明）はベストマッチです。蛇口や洗面ボールをデザイン志向の製品に取り替えると、美しいパウダーコーナーができあがります。（鈴木慶やすらぎクリニック）

患者さんのトイレだけでなく、スタッフ用トイレも重要ですが、新築・リフォームの際に後回しにされがちです。患者さんが第一でスタッフは後回しという考え方かもしれません。しかし、これからはスタッフ用トイレをおろそかにできません。それには2つの理由があります。

一つは、働きやすい職場づくりのためです。かつては滅私奉公で自分のことは二の次にして働くことが美徳とされた時代がありました。ところがその結果、ストレスを感じても発散させる場がなく体調不良に陥ったり、精神的不調になったりという弊害が問題になっています。

その反省から、職場環境を見直し、改善しようという動きが多くなっています。ストレスを溜め込まないように勤務時間内でも小まめにリフレッシュするためには、思い切り深呼吸できるようなスタッフ用のトイレが必要なのです。

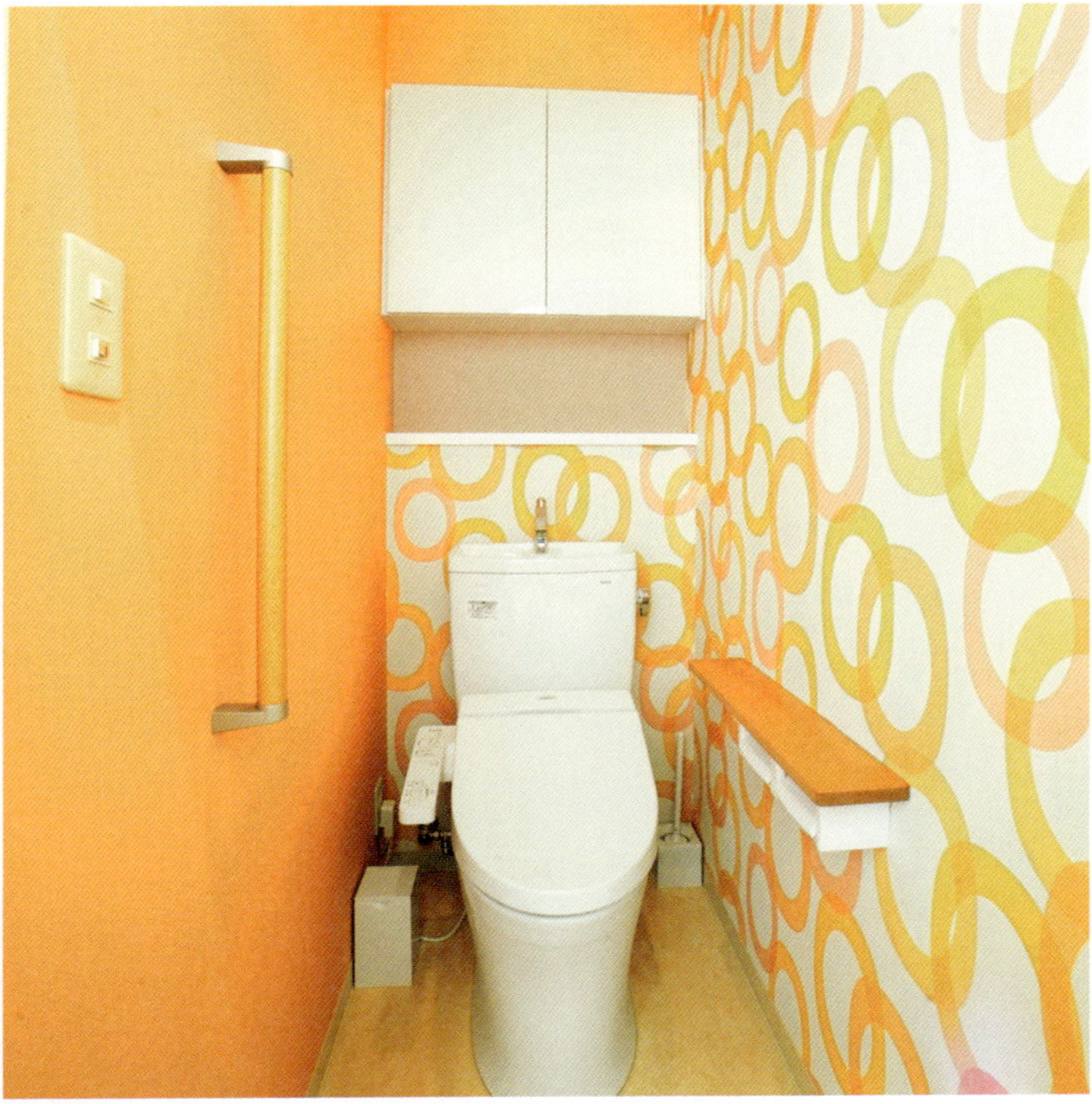

元気が出るオレンジ色を取り入れたスタッフ用トイレ。壁には笑顔をイメージした丸い柄を入れました。（羽尾皮膚科クリニック）

もう一つは、**トイレをスタッフの感性磨きの場**にするためです。**トイレに花を飾ってみる、額縁の付いたお洒落な鏡を手洗いの前に掛けてみる、壁に白以外の色彩を入れてみる**、それだけでスタッフの心がときめくのではないでしょうか。

大切なのは誰もがトイレに行くとよい気分になることです。狭い・寒い・味気ないトイレでは笑顔になれません。お洒落な鏡がそこにあれば自然に覗きこんでみたくなります。眉間にシワがよっていないか、怖い顔になっていないか、自分で気づくことができるのです。スタッフが笑顔をつくると自然と気持ちが明るくなり、その笑顔は患者さんを元気にしてくれます。

スタッフ用トイレを美しく快適にすることで、小さなことに気づく力が養われ、次に使う人のためにきれいにしておく気持ちも生まれます。これらはチームワークの醸成にもつながります。

22

雑誌置き場を整える

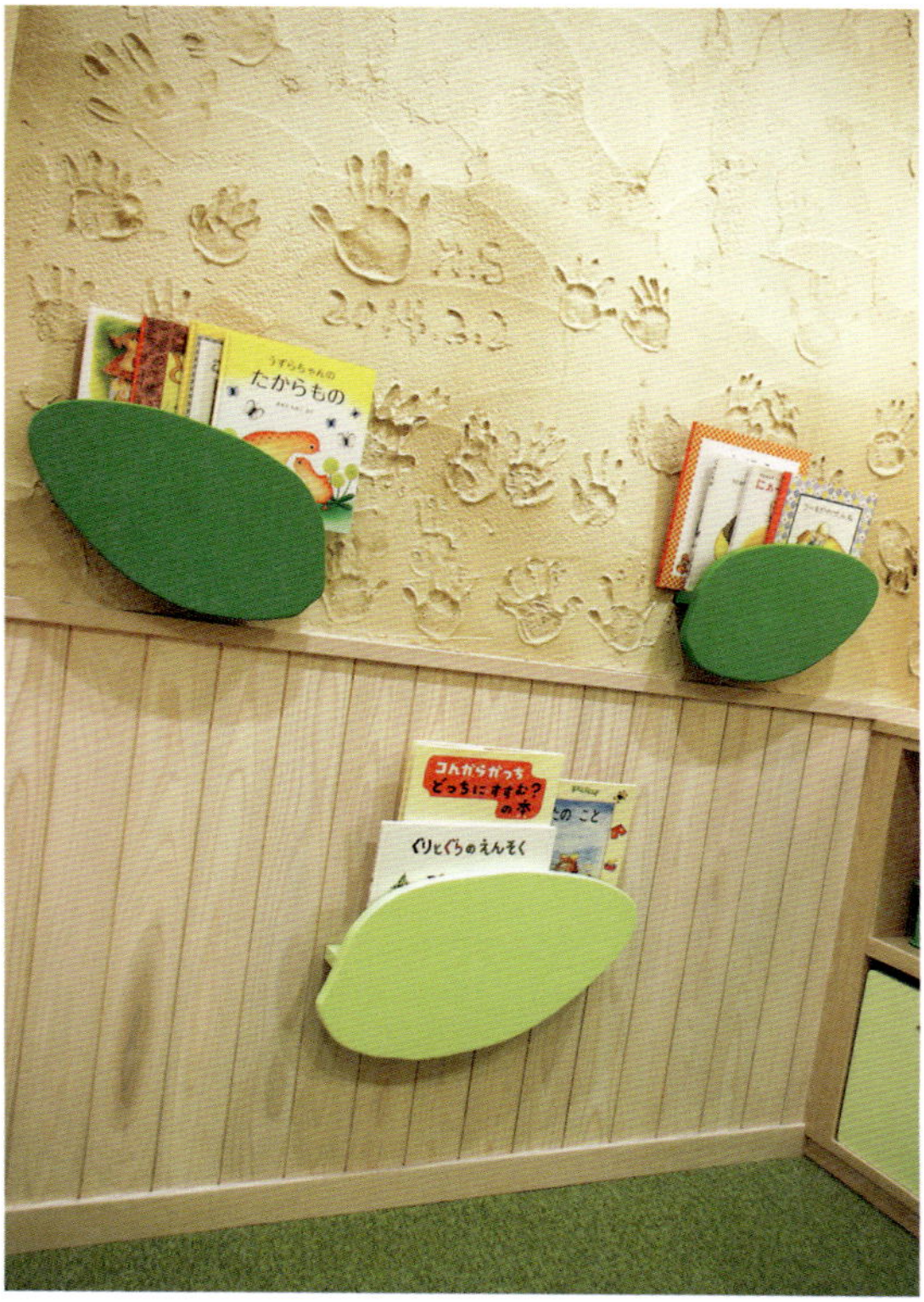

子どもが自分で片づけやすい形と位置を意識したマガジンラック。（ファミール産院君津）

待合室に雑誌や新聞を置く施設は多いと思いますが、そこは美しい置き場所になっていますか？　雑誌が煩雑な置き方になってしまうと、患者さんの気分まで乱れ、イライラが募ります。雑誌置き場を見直し、整えましょう。

まずは常備する雑誌のセレクトが重要です。男性週刊誌や女性週刊誌ばかりだと待合室の品格が落ちます。小説や専門書も体調が悪い患者さんは読む気がしないでしょう。患者さんが少しでも気持ちが和みそうな雑誌、明るい気分になれそうな雑誌をセレクトしましょう。そして次にそれらをどう置くかです。

〈ポイント〉 ①雑誌置き場全体の美しさ

まずはパッと見た目の美しさです。

待ち時間の間に手に取ってみたいと思えるように本をきちんと見せてあげることです。表紙が見やすいよう、手にしやすいように背表紙ではなく、表紙を見せる置き方

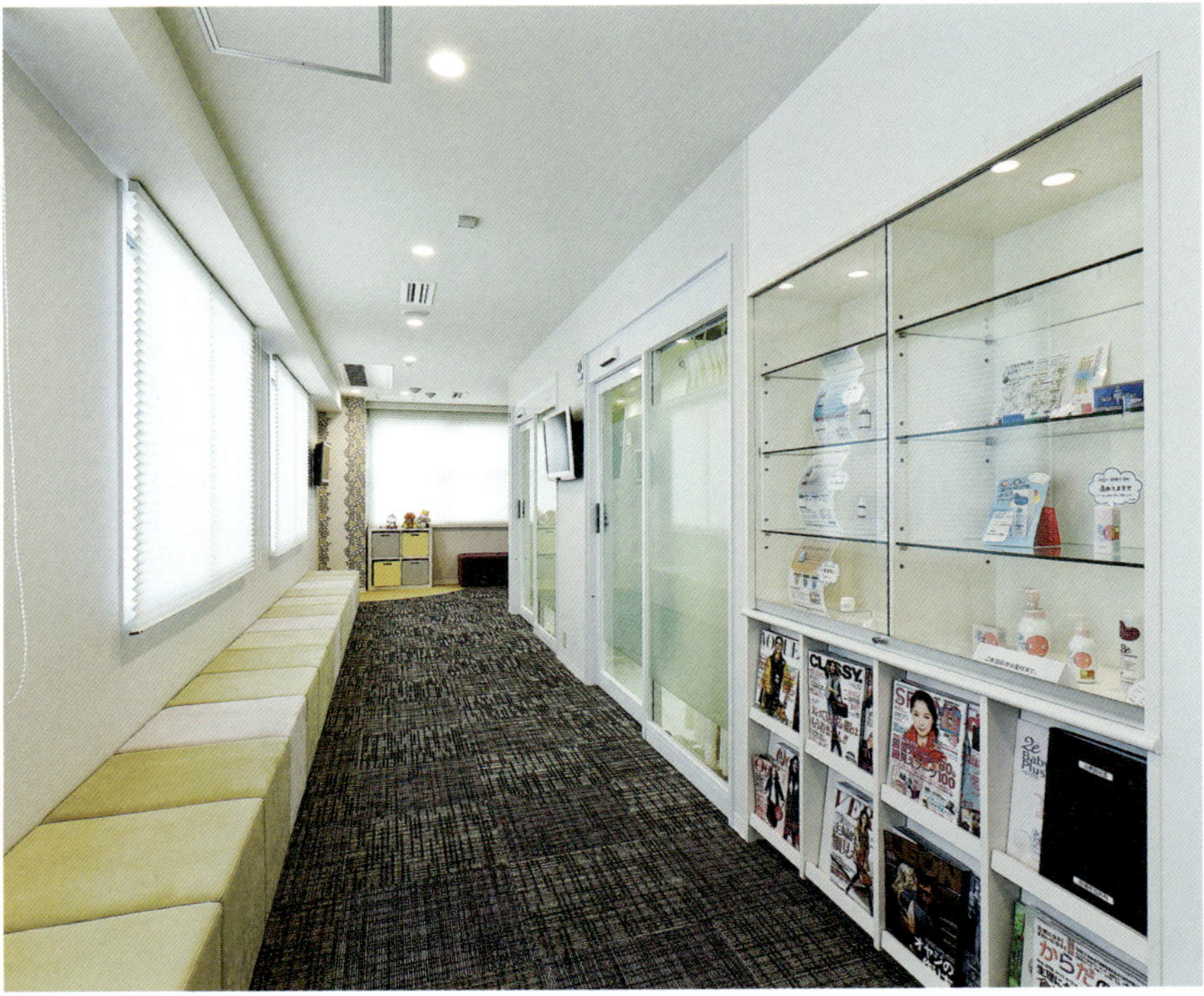

座っている患者さんの目線にあわせて低い位置にし、表紙が見やすいように並べた雑誌置き場。（西堀クリニック）

もあります。

②マガジンラックを待合室に合わせて制作　インテリアに合わせてデザインすることも可能です。デザインだけでなく安全性も考えましょう。

③座っている人が目につく高さ、取りやすい高さに設置　キッズコーナーでは、幼児が手に取れる高さにすることが大事ですし、待合のコーナーではソファに座った患者さんの目線に入りやすいように低い位置に雑誌を置くことなど患者さん視点が大切です。

検診や人間ドックなど細切れに待ち時間がある場合に患者さんが持ち歩くことも考えられますのでトイレや各健診コーナーに雑誌を置く棚や台を用意しておくことも重要です。

23

見てもらえる掲示板にするために

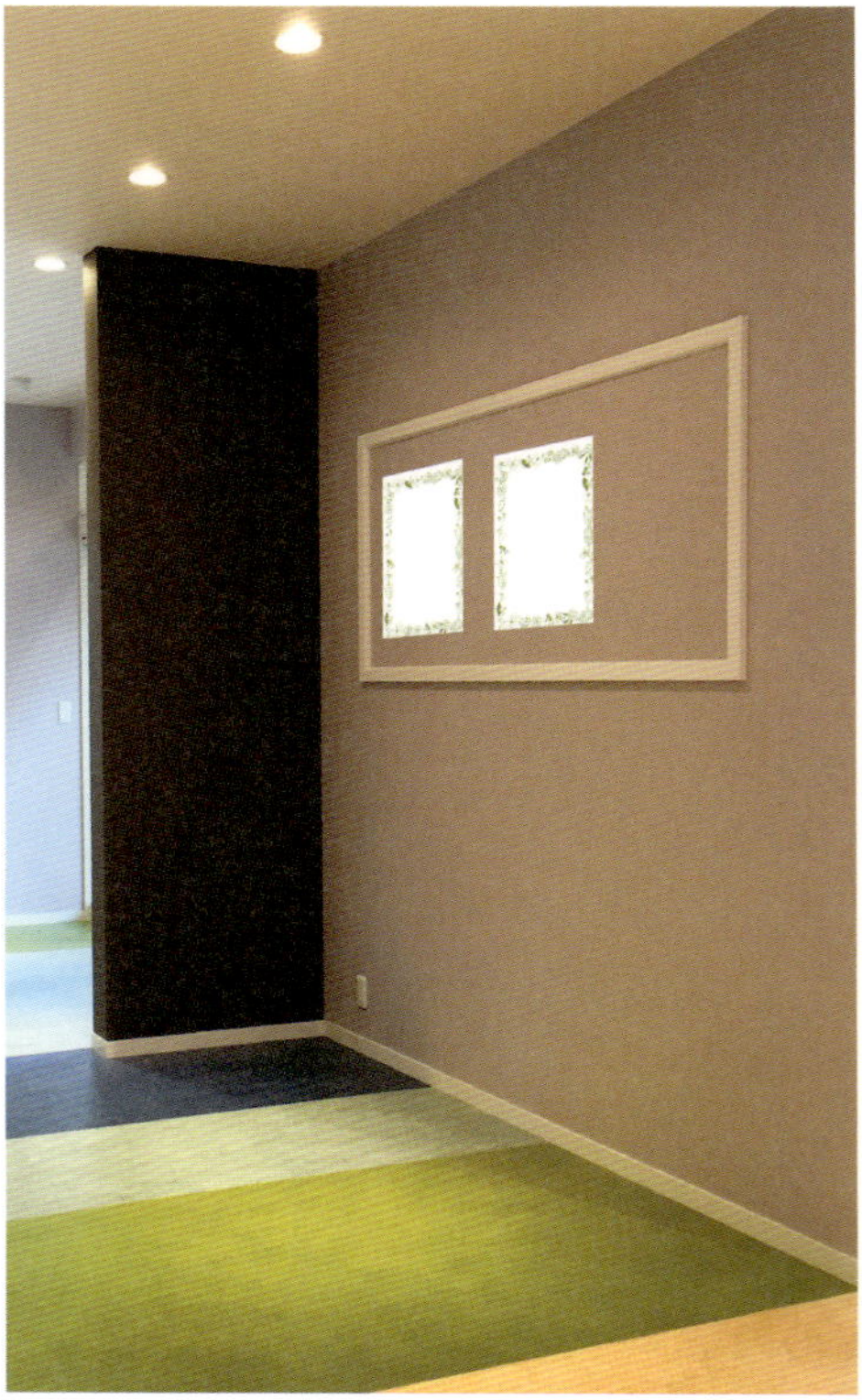

周囲と同じ壁紙を張ってインテリアにマッチさせた掲示板。（フラワー薬局）

施設内でせっかく掲示しても読んでもらえない掲示物。患者さんに見てもらうにはどうすればよいでしょうか。

〈ポイント〉 ①掲示物は最低限にする　情報伝達の手段は多様化し、施設内放送や施設HPなどで情報を伝えることができます。伝えたい情報の内容によって媒体を選びましょう。紙を貼るのは最低限にとどめたいものです。たくさん貼ってあると見てもらえません。

②掲示板を美しくする　注目される掲示板にするために美しさは大切です。市販の事務用掲示板ではなく、施設のインテリアに合わせて制作してみてはどうでしょうか。私がよく実行するのは、マグネットを吸着できる壁紙を掲示面に貼り、四方に額縁を回す方法です。

額縁は装飾が施されている既製品があります。たとえば、サンメントという商品はデザインも豊富でとても使い勝手がよいで

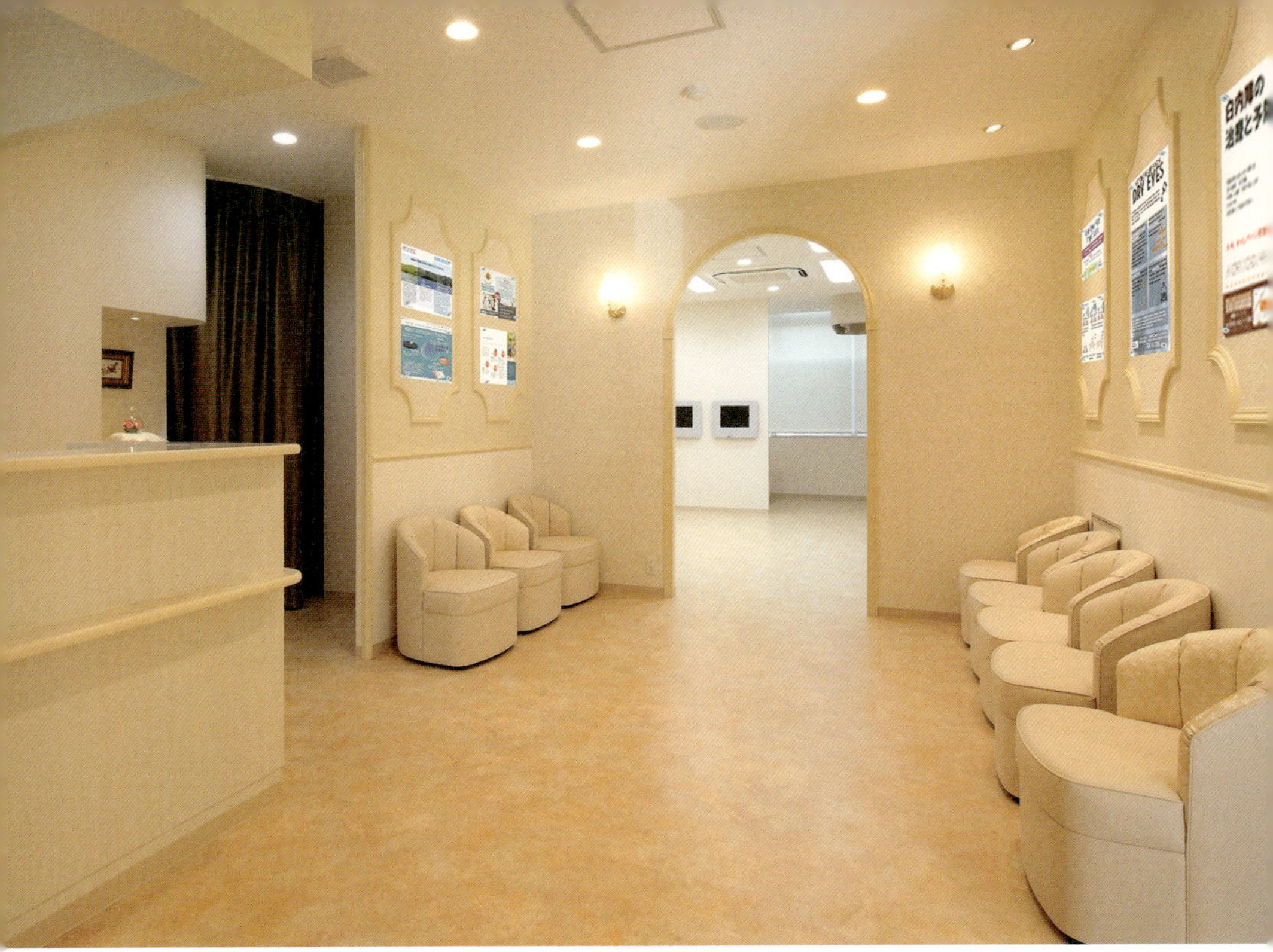

掲示板と感じさせないよう掲示物がない時でも、掲示板自体を絵画のように複数の場所に配置しました。額縁は四隅を角型ではなく丸型にして雰囲気のある掲示板に。スポットライトが当たるようにもしています。（なのはな眼科）

す。素材が木なので塗装を施せば、様々な色の額縁となり美しいオリジナルの掲示板ができます。施工については工務店に相談してください。

③掲示する紙の仕様（サイズとデザイン）を統一する　掲示する紙のサイズは、たとえばＡ４もしくはＡ３サイズで統一すると美しい掲示板になります。さらに用紙の色や文字組の書体やレイアウトなど、デザイン面でも統一すると、見た目が整い読みやすくなります。それぞれの掲示物の間は少し空けて、余白をつくり美しくしましょう。

④マグネットを統一する　紙を掲示板に固定する際に安全性を考慮して、マグネットを使用している施設が多いと思います。とりあえず手持ちのマグネットで適当に貼るのではなく、マグネットの色や形も統一しましょう。マグネット選びで、その施設のセンスがうかがえるのですから。

24 臭いから匂いへ。3つの方法

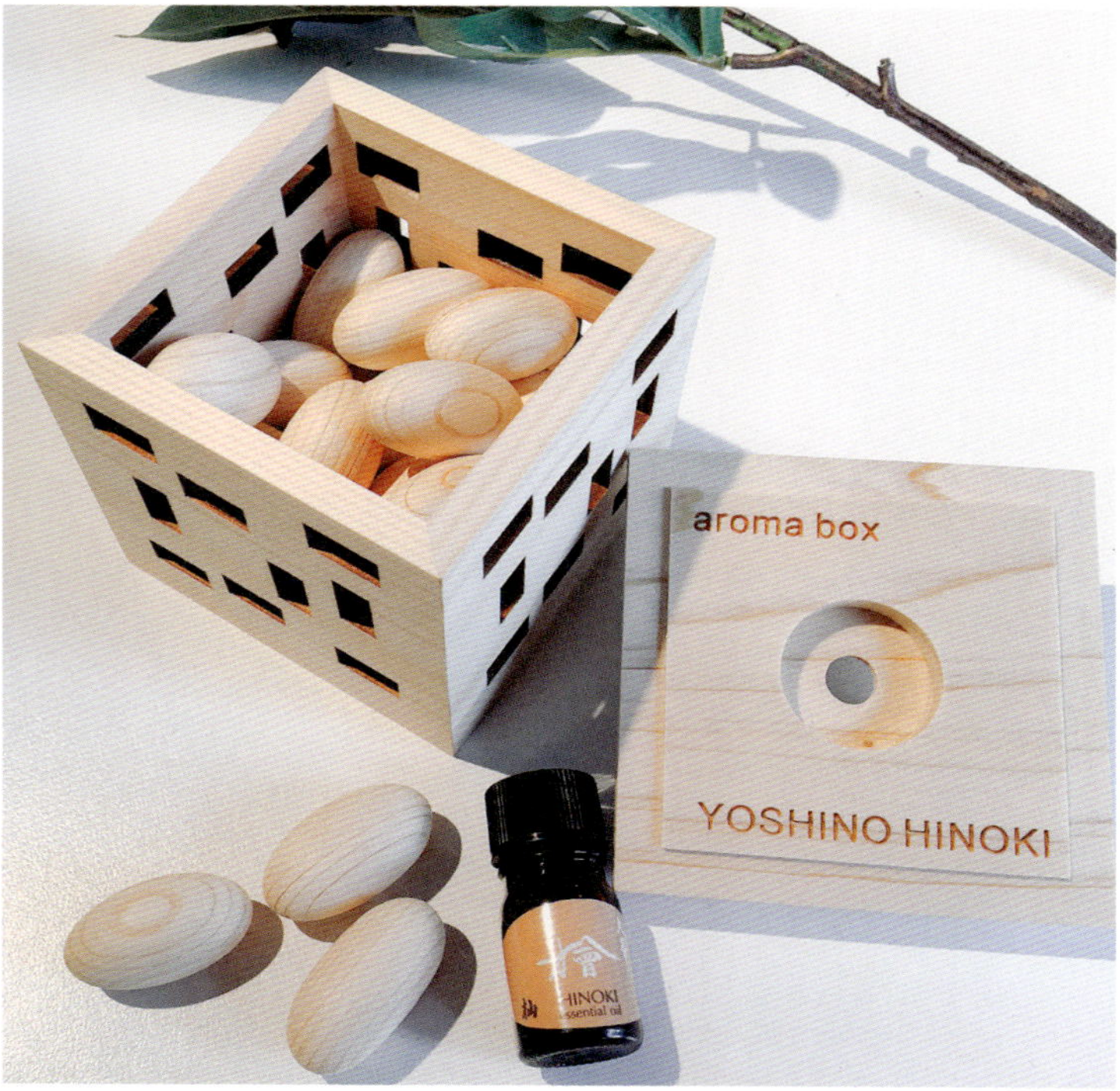

ヒノキの香りは日々の疲れを癒やし、前向きな気持ちにさせてくれます。
さらに消臭効果もあります。（写真提供：豊永林業株式会社）

施設には様々な**臭い**があります。消毒薬の臭い、排泄物の臭い、湿布の臭い。嗅覚は、大脳辺縁系と直接つながっており本能的な行動や感情に直接作用します。消毒の臭いや排泄物の臭いは、人に心地よいものではないはずです。患者さんだけでなく**お見舞いに来る人や、スタッフにも心地よい匂い**に変えてみませんか？

〈ポイント〉 臭いから匂いへ変える3つの方法を。

①臭いの元をなくす 定期的なシーツ交換以外にも排泄物がシーツに付着すれば、どんなに少量でもシーツをすぐに交換する。汚れ物を放置しない。換気をする、臭いの強い薬剤はなるべく使わない。など基本的なことを毎日、確実に実施することが重要です。

②臭いを吸着する素材を導入 床、壁、天井が呼吸して、居住空間に立ちこめる臭いを取ってくれたらどんなによいと思いませ

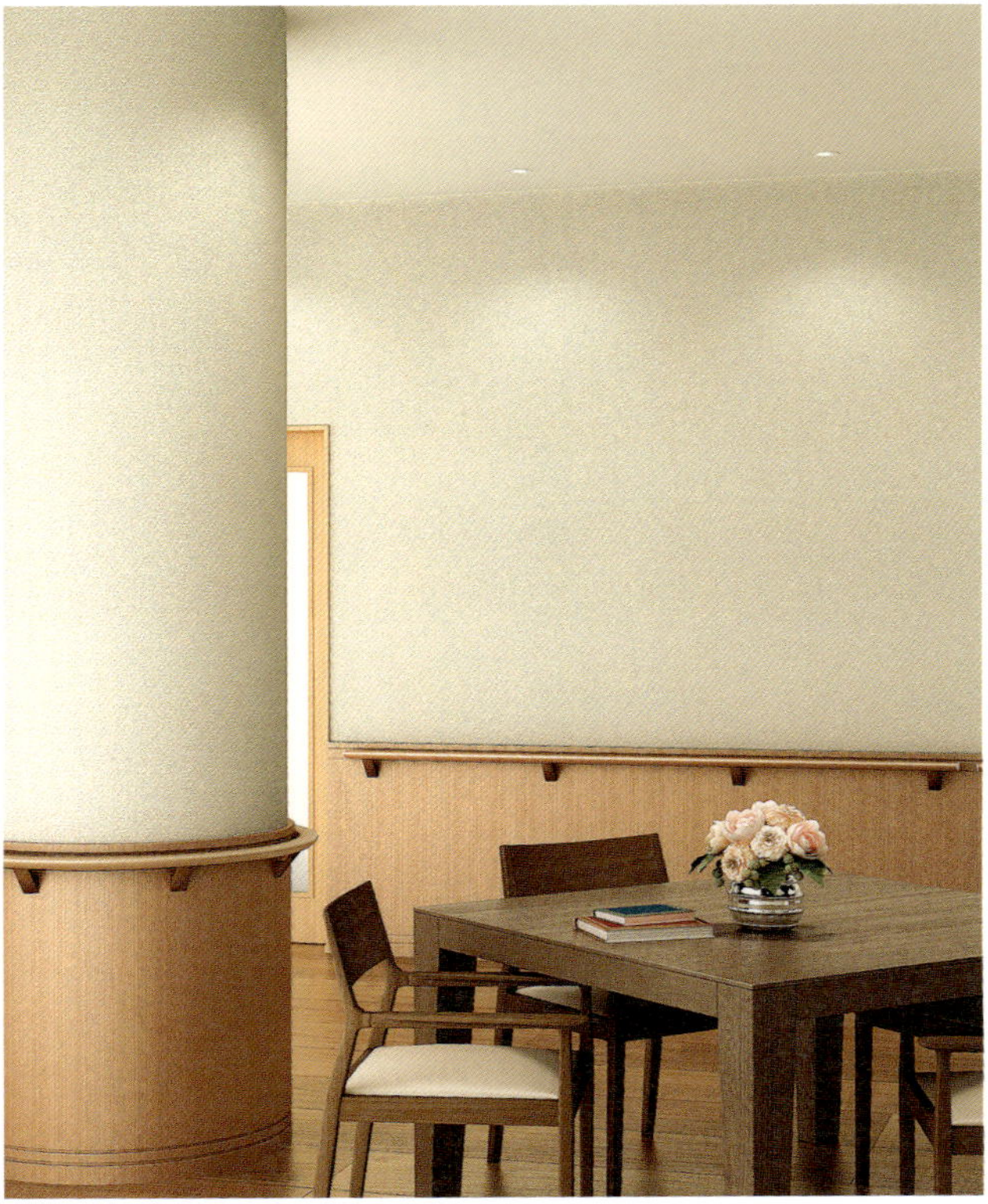

空気を洗う壁紙®は悪臭の原因物質に表面層が触れると吸着、触媒作用により水と二酸化炭素に分解・放出することで消臭効果のある壁紙です。（壁紙：ルノン株式会社）

んか？　昔の日本の民家のような木材と漆喰の家は消臭・吸着効果がありました。しかし、現代の新建材に囲まれた居住空間ではそうした効果はありません。それどころか新建材が、ホルムアルデヒドなどの臭いを発する場合もあります。

最近は、臭いを吸着・分解してくれる壁紙や塗装材が開発されています。コストはビニールクロスに比べて高いですが、24時間室内の空気を洗浄してくれるわけですから、効果的です。

③天然成分の自然な香りを導入する　香りの導入に当たっては、好き嫌いの個人差があることや、匂いアレルギーの患者さんもいることを考慮しつつ、香りを選択することが大切です。

施設に導入して好まれる香りは、森林浴の香りです。ヒノキ、ユーカリ、ミントなどがおすすめです。

25

病院に生花や植物を置くことについて

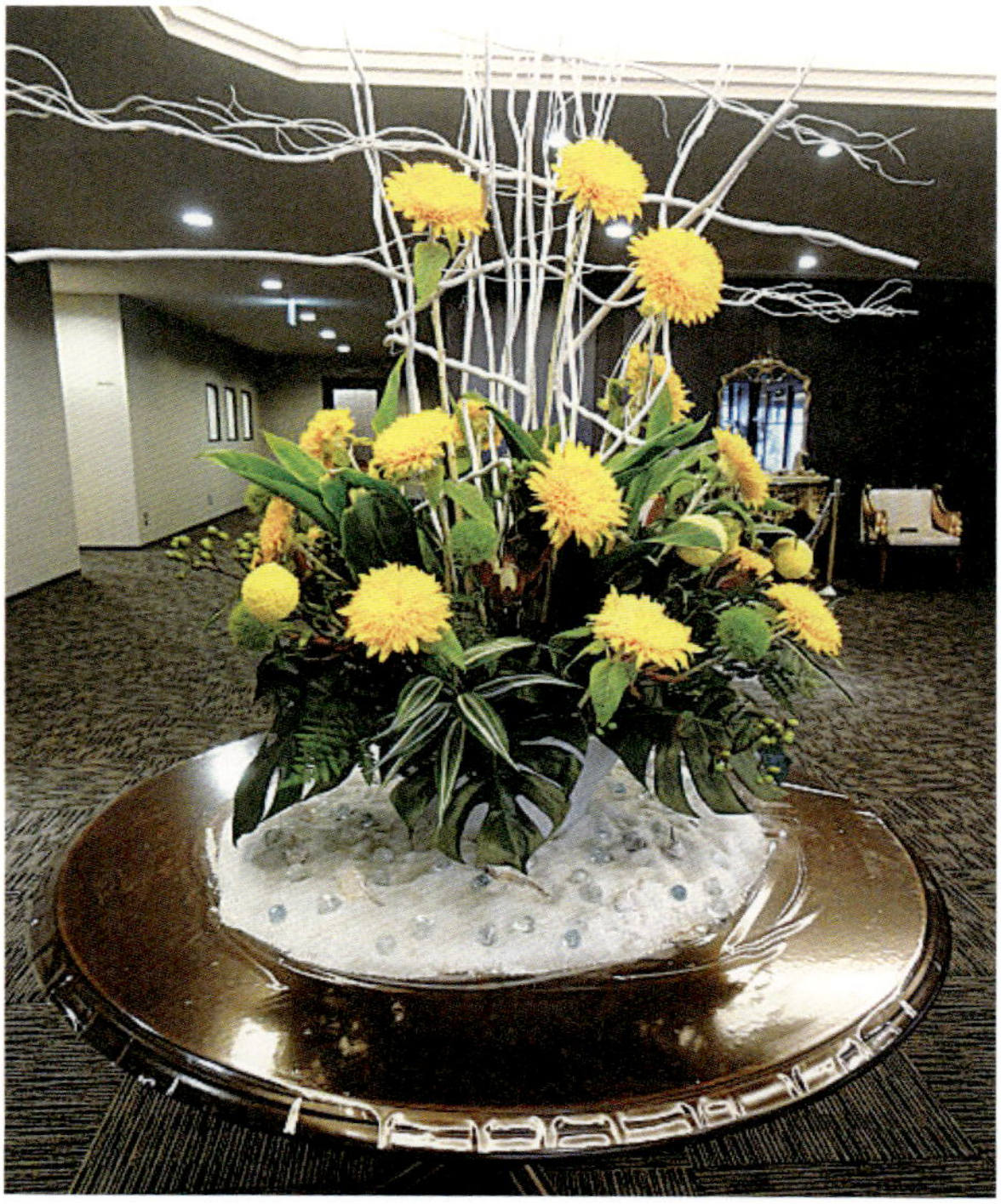

季節感の演出は患者さんの気持ちを明るくします。生きた植物は手がかかりますが、手をかけることはおもてなしの心を伝えることができます。

「生花や植物の持ち込みはご遠慮ください」という方針を立て、院内に掲示している病院も見受けられます。外来・入院患者さんの心の安らぎにもなる花や植物を置くことができないのはとても残念です。

私は数多く院内の生花・植物の設置を提案し設置してきましたが、それが原因で院内感染したという報告を受けたことがありません。日本感染症学会は、「移植患者や重症エイズ患者の病棟以外であれば、生花・植物の制限は不要」という見解を示しています※9。私も通常の設置方法であれば、問題はないと思います。

植物が患者さんに与えるプラスの効果は非常に大きなものがあります。いやしや、リラックス効果に加えて空気の浄化作用もあります。

〈ポイント〉 **植物の居場所をつくること**

待合室や廊下には、何となく空いているスペースがあります。そこに観葉植物を置く

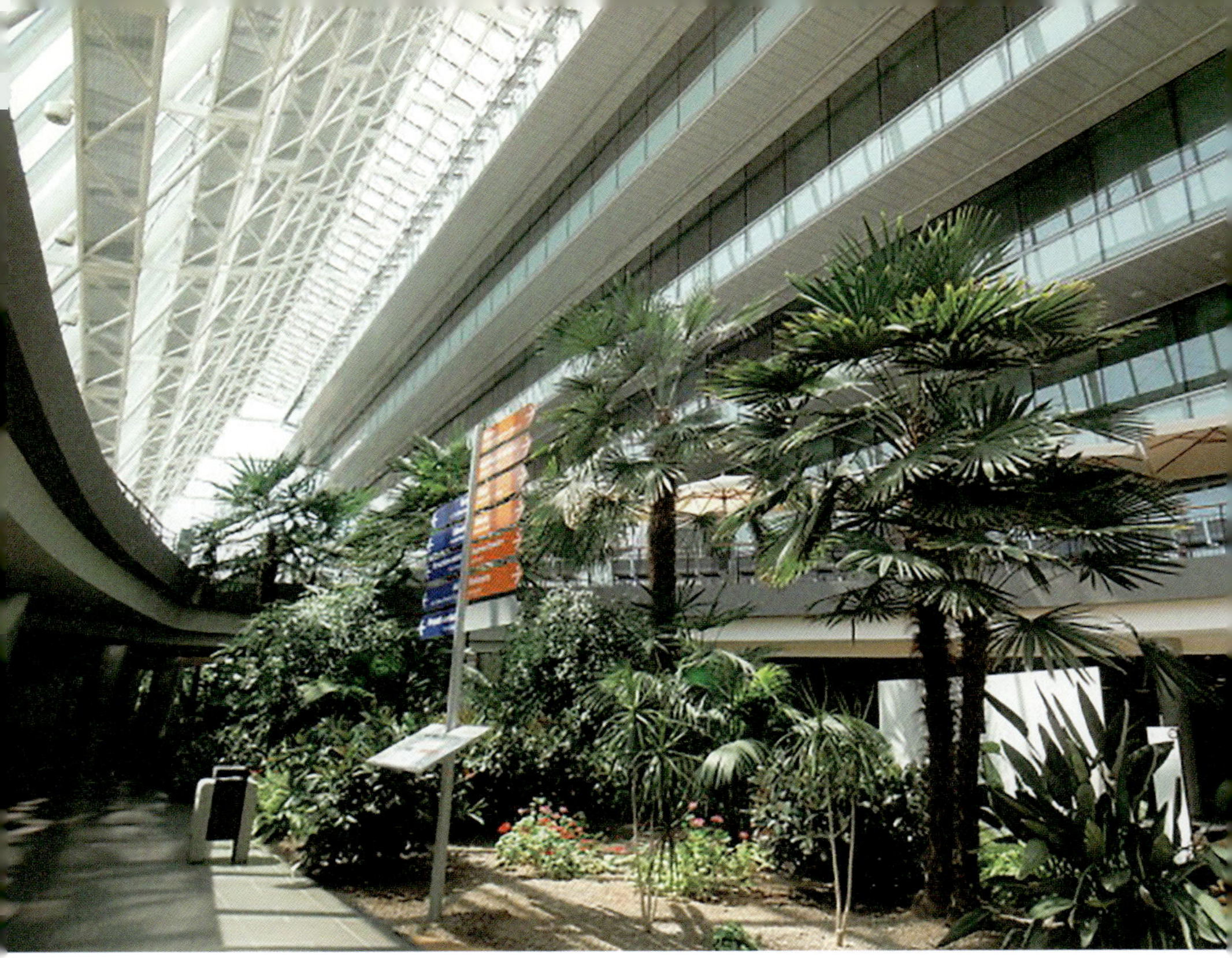

緑が鮮やかなベニスの市民病院。海外に比べ日本の病院は緑が少ないと感じます。患者さんの気持ちを癒やす緑の存在は大きいはずです。

のが一般的だと思いますが、新築やリニューアルの際に植物を置くスペースを計算して決めておけば、とても効果的です。

さらに家具やアートもセットで考えると、植物と一体となった情景を楽しむことができます。そしてそれは、癒やしのスペースとなるのです。

〈事例〉 黒沢病院附属ヘルスパーククリニックでは、生花・植物を積極的に取り入れています。ロビーには丸テーブルにまで、院内はすべて置いた季節の花でお出迎えし、トイレ、ナースステーションのカウンター、エレベーターホールにまで、院内はすべて生花を飾っています。「生きた植物は患者さんに元気を与える。造花は一切置かない」という理念からです。

大きな生花はプロにお願いしていますが、一輪挿しはスタッフが定期的に生け替えています。入院患者さんは季節感を感じていることでしょう。

26

廊下を楽しく歩く工夫

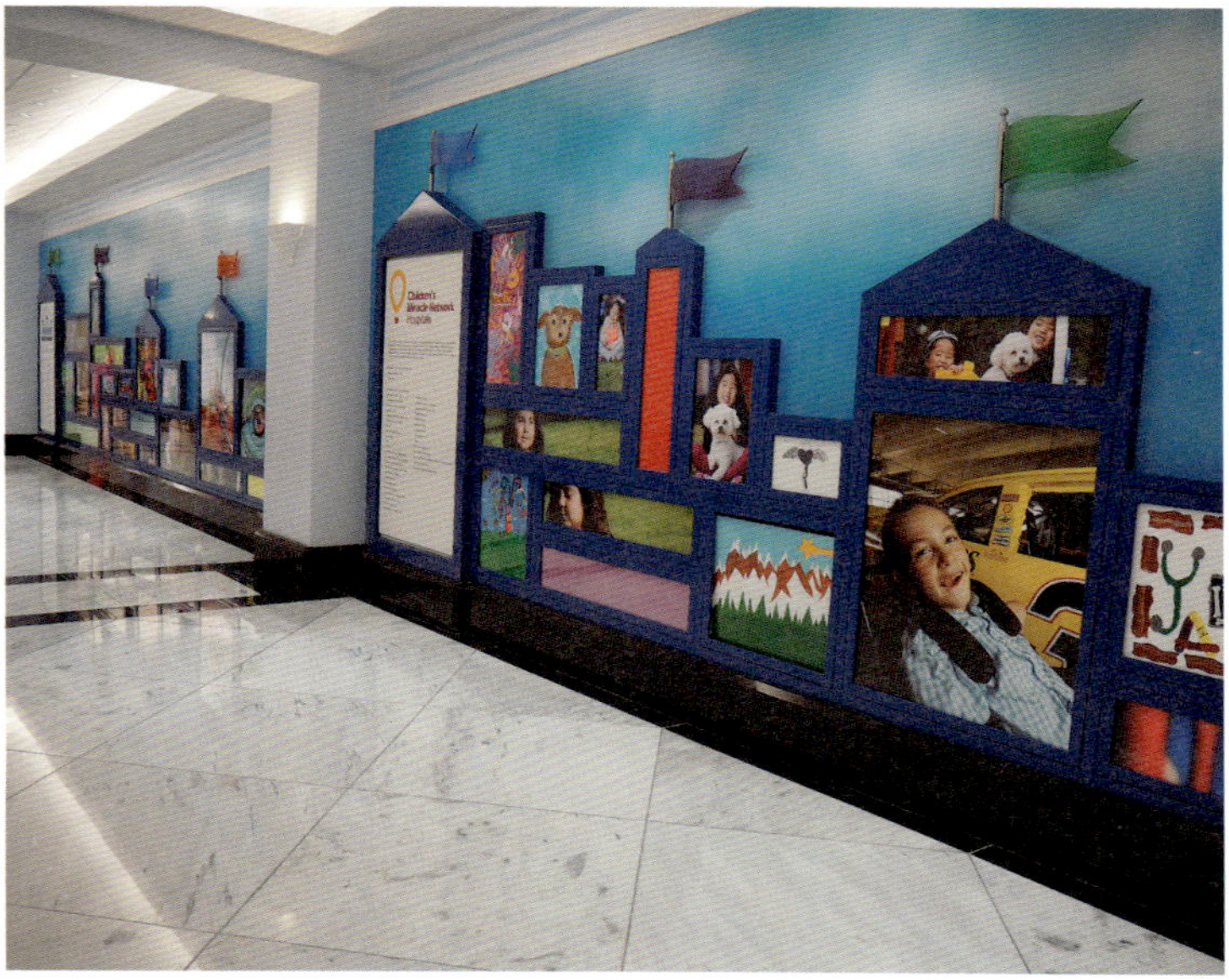

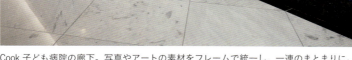

Cook 子ども病院の廊下。写真やアートの素材をフレームで統一し、一連のまとまりに。

病院における廊下の幅は、**建築基準法施行令119条**により「片側に病室がある場合1・2m」「両側に病室がある場合1・6m」と定められています。**医療法施行規則第16条**による廊下の幅の基準はさらに厳しく、一般病棟では「片側に病室がある場合1・8m」「両側に病室がある場合2・1m以上」と定められています。

病院の廊下は病室が並び、どうしても長くなります。長い廊下に色彩がなく単調な施設感が残り、殺風景です。

白くまっすぐな廊下を検査のたびに不安な気持ちで移動するより、色彩や夢のある廊下を歩けたらどんなに気持ちが前向きになれることでしょう。

上の写真は米国の病院の廊下の壁ですが、廊下という事を忘れさせてくれる空間になっています。

〈廊下の壁を楽しくするポイント〉　**①ストーリーをつくる**　廊下をどのような気持

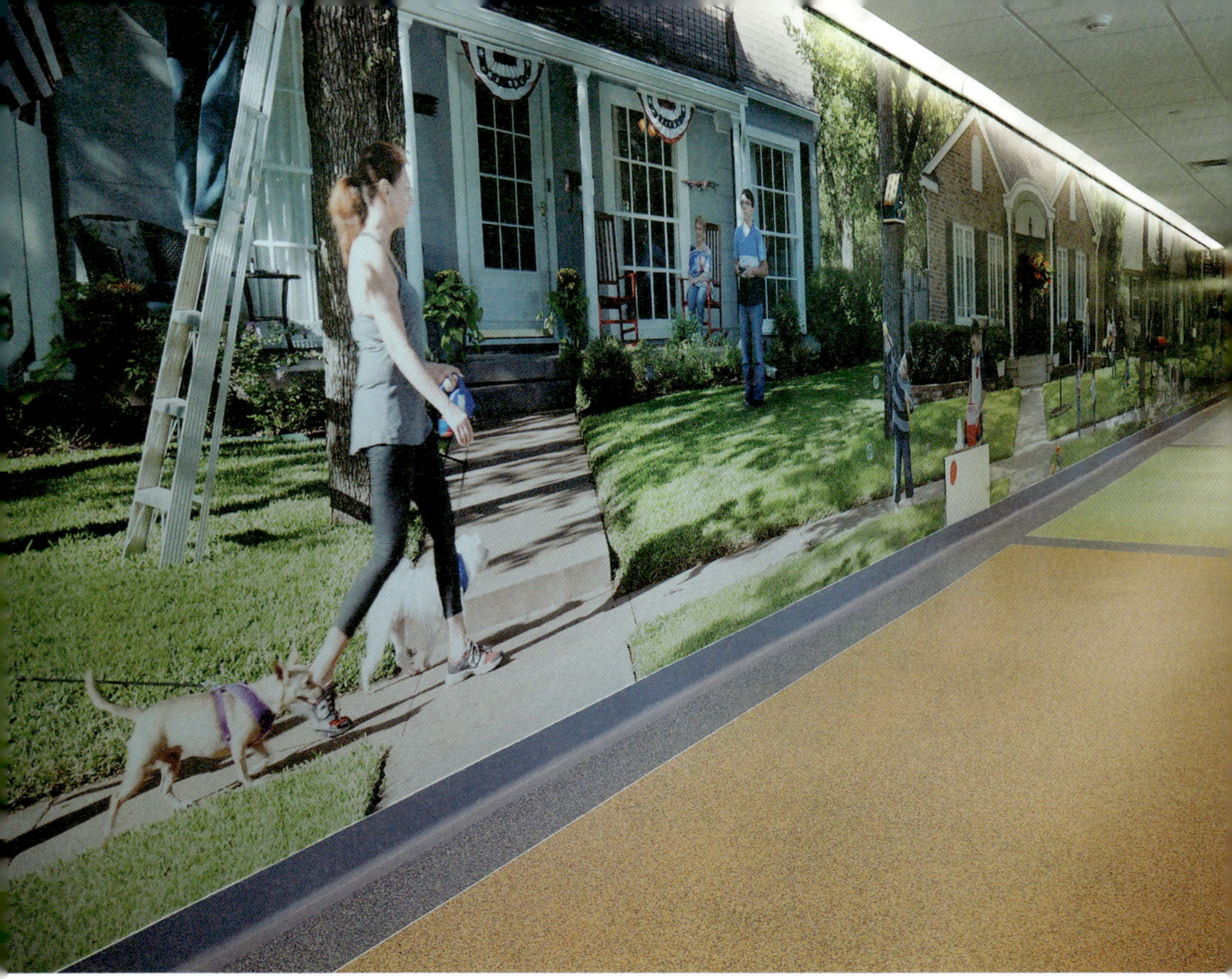

Cook 子ども病院の廊下。病院スタッフがモデルとなり、街並みの写真を壁紙に。

ちで歩いてもらいたいか、外を歩いているような気持ちになってほしいとか、次に何が出てくるかと一歩踏み出す事が楽しくなるとか、どのような廊下にしたいか全体を考えます。

②ストーリーから具体的なデザインを考える たとえば、一歩踏み出す楽しさのためにアートや写真をどのようなものにするかを考えます。

③材料に落とし込む 現在は写真を壁紙にする技術が進んでいます。②で考え、決めた写真を壁紙にプリントし、クロス工事業者に貼ってもらうことで、比較的簡単に廊下のイメージをチェンジできます。

壁紙の写真に合わせて、床や天井の色を変えたり、部分的に椅子や小テーブルを置いて写真の世界と現実を掛け合わせたりすると、テーマパークのような楽しさが生まれます。

27

温かい浴室のつくり方

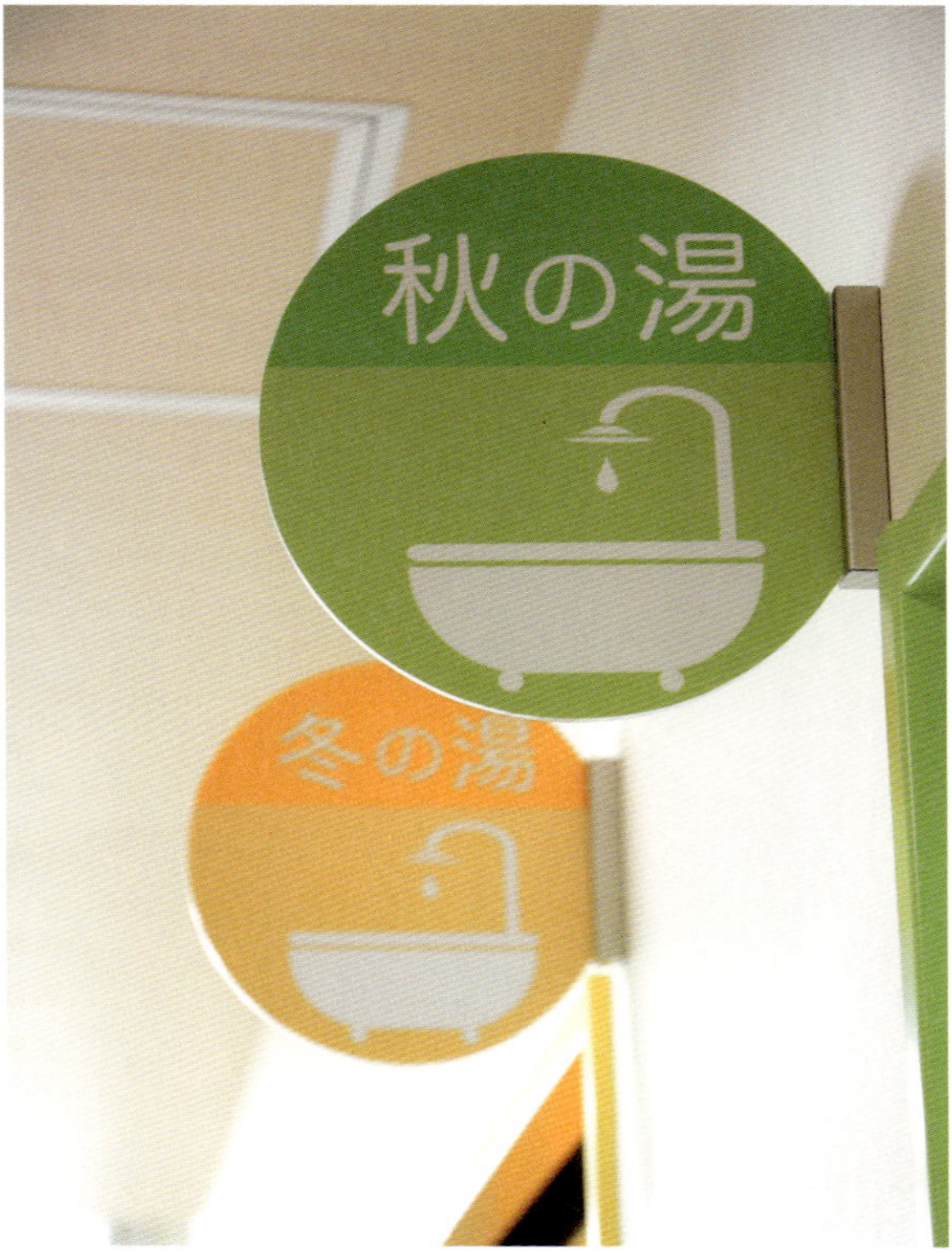

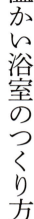

秋の湯・冬の湯の看板。
（大分リハビリテーション病院）

私たち日本人にとって、入浴は特別なものです。海外では浴槽がなく、シャワーだけの家は珍しくありませんが、日本の入浴は浴槽につかることで、その日のストレスを解放し明日への活力を取り戻す儀式のようなものでしょう。

この長年の習慣が、入院などによって絶たれることは、つらいことです。また入浴できたとしても、手すりや器具に囲まれた浴室は冷たい雰囲気になりがちです。視覚的に温かく感じられ、患者さんの回復の活力となるような浴室を工夫してみましょう。

〈ポイント〉 **①壁のタイル選び** 新規の設計段階でリクエストをしなければ、白いタイルの浴室ができることが多いはず。設計者は、できるだけ低コストで無難な素材を選びがちです。温かい雰囲気の浴室にするには壁のタイル選びが大切です。タイルは、大理石調、植物柄、木調などがあり白だけではありません。高齢者施設なら檜《ひのき》の

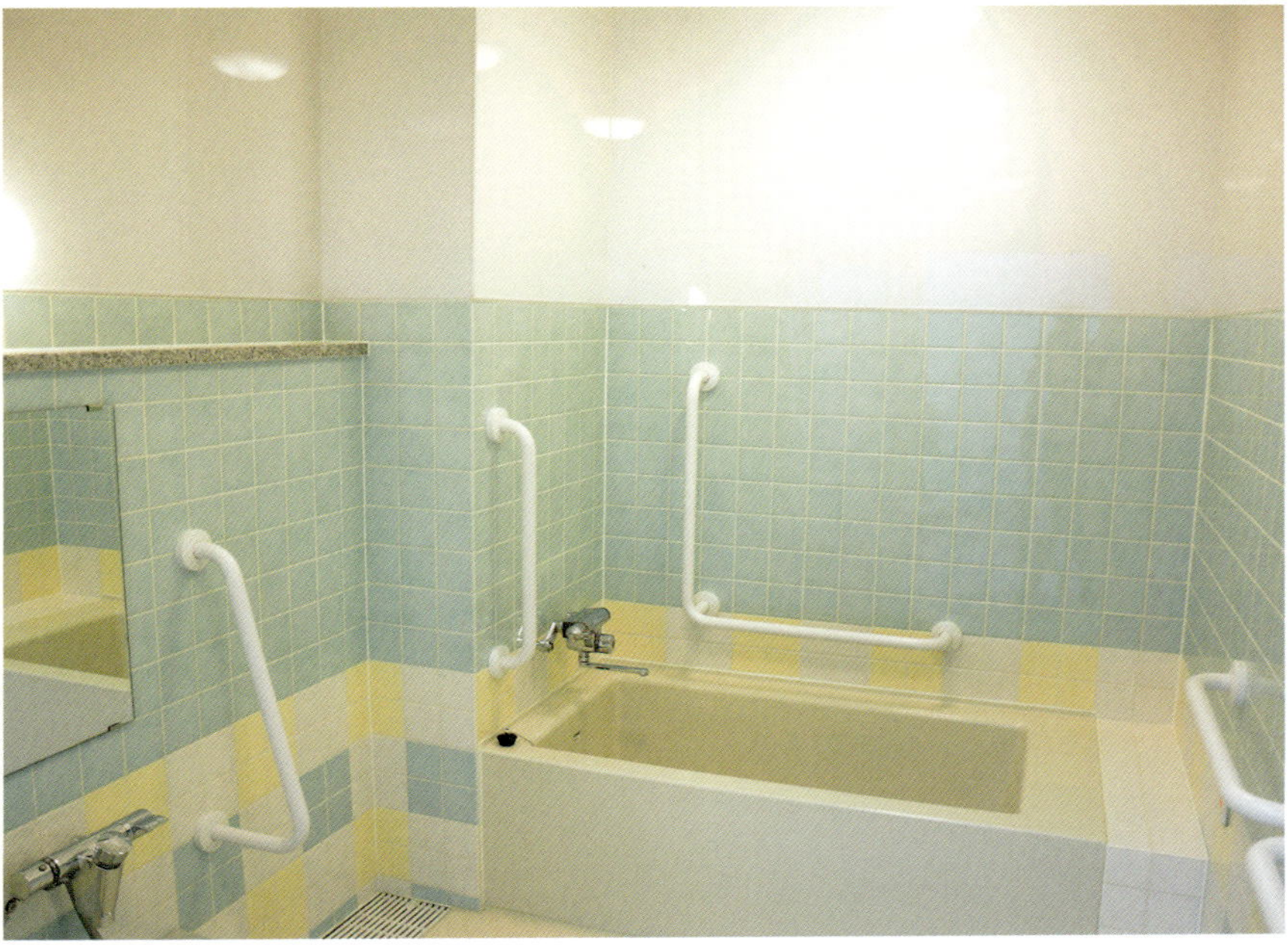

秋の湯の浴室。高級タイルではなくリーズナブルな価格の10センチ角の壁タイルを４色使って四季を表現しました。「今日は秋の湯に入りましょう、と楽しい会話が増えました」と喜ばれました。ちょっとした工夫で入浴の楽しみと、回復への支援ができるのです。（大分リハビリテーション病院）

板張りも選択肢。木の香りとぬくもりでリラックスできます。

②床のタイル選び　水に濡れても滑りにくい素材を選んでください。最近は、冷たさを感じにくいタイル（サーモタイル）が発売されています。ヒートショック予防のためにもおすすめです。

③床タイルのサイズ　長年使用するとどうしても石鹸かすが表面に付着し、滑る原因にもなります。10センチ角か15センチ角の小さめサイズを使用すると、目地が多くなり滑りにくくなります。

〈事例〉　大分リハビリテーション病院では４つの浴室を「四季の湯」と名づけました。今日は秋の湯、明日は冬の湯というような楽しみ方ができます。コストをかければ雰囲気がよい浴室はいくらでもできますが、コストをあまりかけずにいかに楽しい浴室にするかに挑戦しました。

28

元気が出る廊下の壁

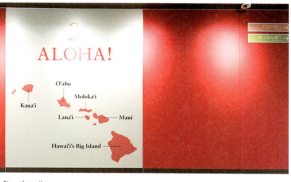

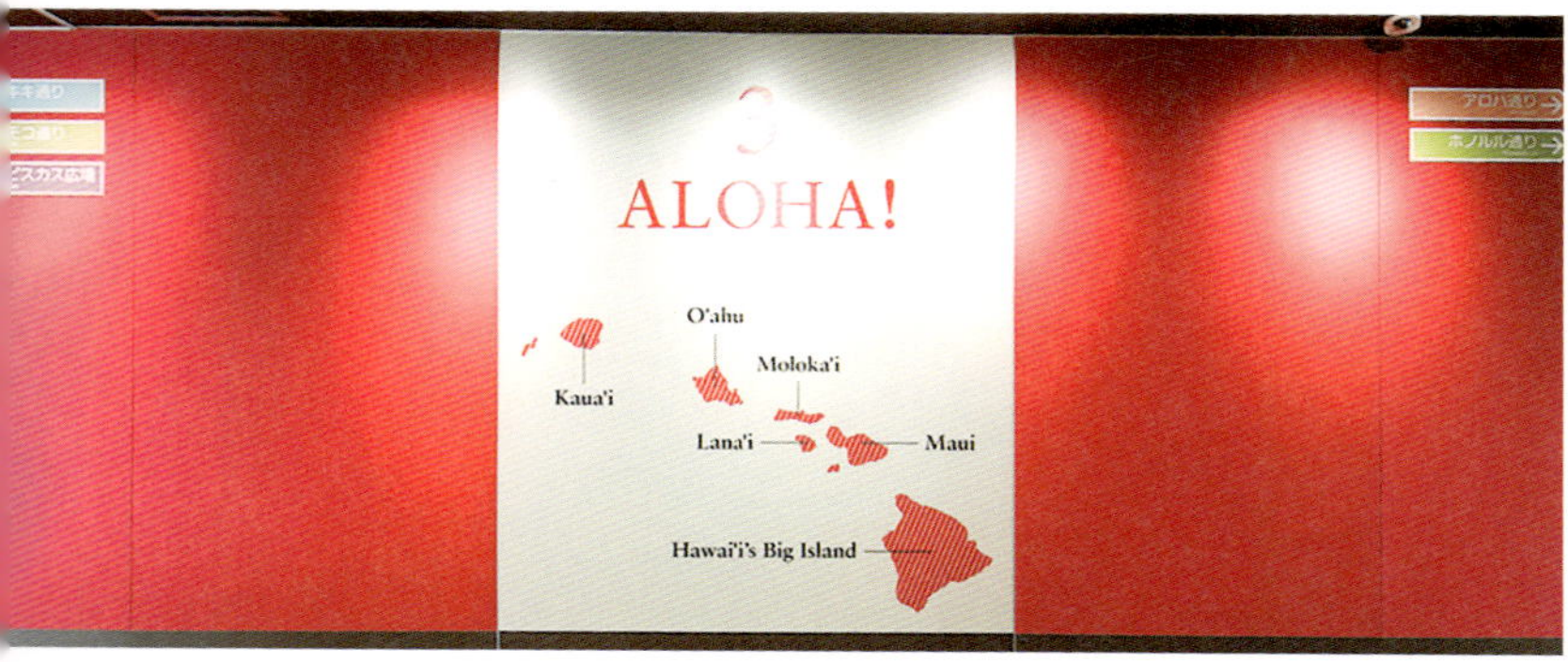

ハワイ階のエレベーターホール。

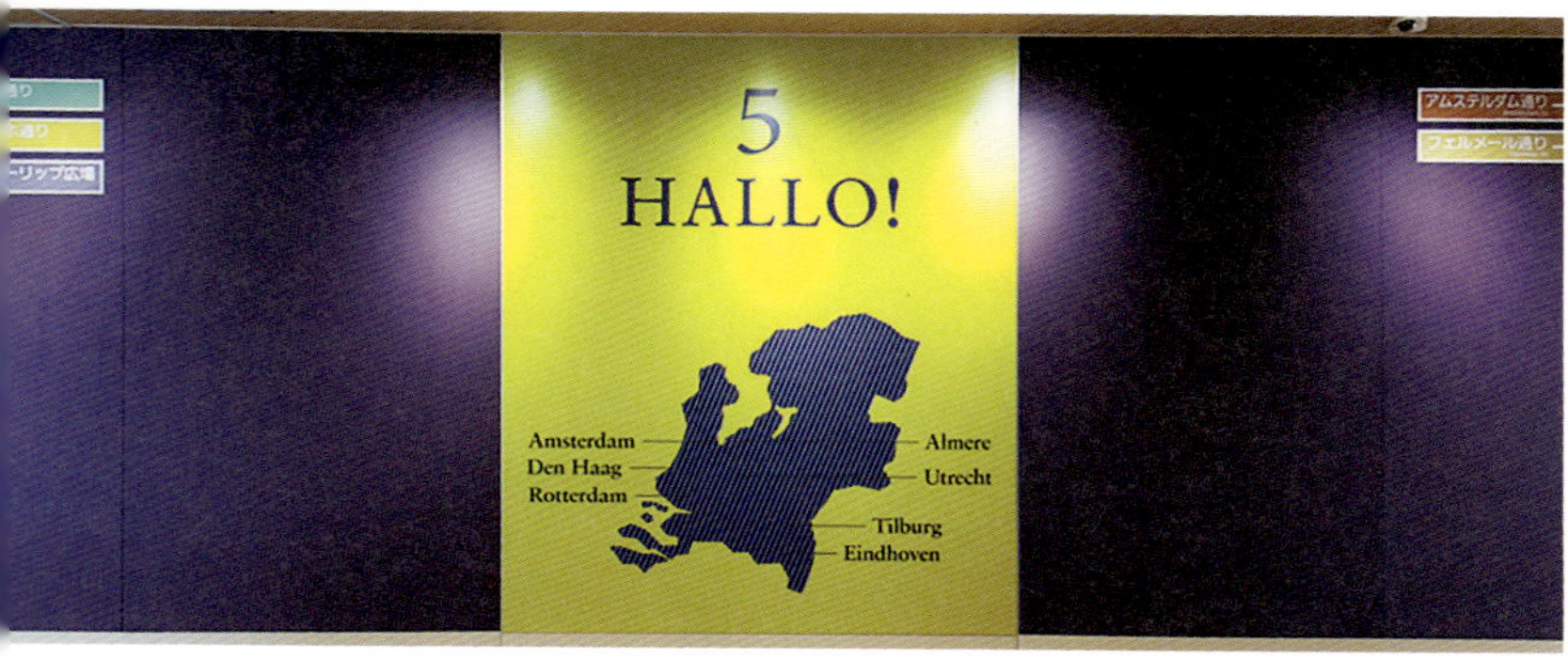

オランダ階のエレベーターホール。

あなたは自施設の廊下の壁に注目したことがありますか？ 毎日通りながら見過ごされがちな廊下の壁。しかし暗い廊下では、患者さんがトイレに行くときも暗い気持ちになります。まして「歩いてみよう」という前向きな気持ちにはなれません。

みんなが笑顔になれるために、元気が出る廊下をつくりたいものです。

かつての施設の壁は白が主流でしたが、最近は色彩のある壁を導入する施設は増えています。しかし、どんな色を壁につけるかは難しいものです。

何百種類もある壁紙のサンプル帳を渡され設計事務所の人に「ここから選んでください」と言われたことはありませんか？ 何を基準に選べばよいのかわかりませんし、自分の好みで選ぶと失敗します。

〈ポイント〉 大切なのは**施設のコンセプトと看護する人の想い**です。それを言葉で表現してみましょう。言葉と色彩のイメージ

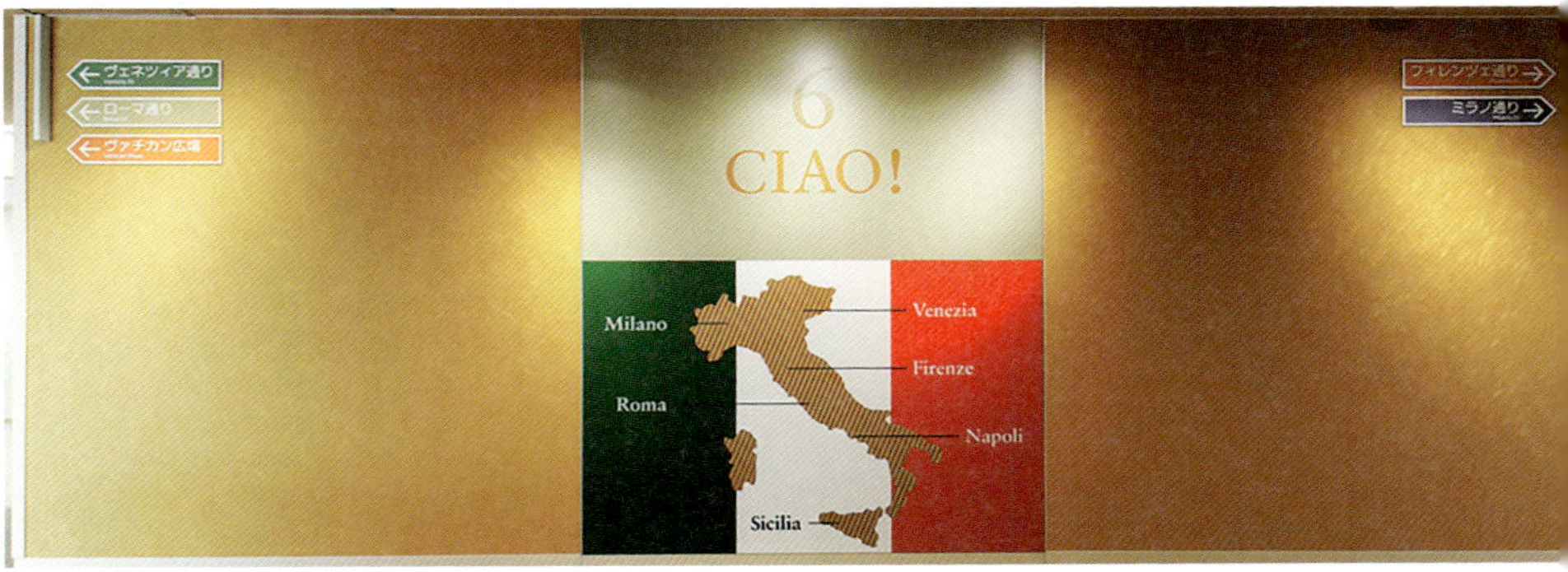

イタリア階のエレベーターホール。

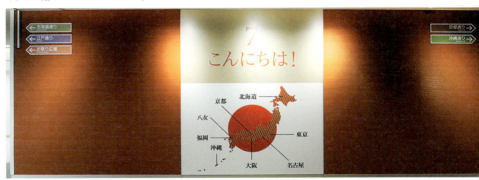

日本階のエレベーターホール。

はつながっています。たとえば療養型施設のコンセプトを「温かな・和む・穏やか」の言葉で表現するとします。そこにはアルミやステンレスなど冷たい感じの素材より、温かみのある木の方がイメージとしてふさわしく感じませんか?

木材同様の質感がある壁紙も販売されていますので、廊下の雰囲気が変わります。部分使いでも効果的です。またユニット区分を明確にしたり、長い廊下を短かく感じさせるという効果もあります。

〈事例紹介〉 写真はすべて姫野病院の廊下です。リハビリを主体とした地域一般病院です。「寝たきりの患者さんをなくす」を目標に病院全体を世界旅行のコンセプトでデザインしました。各国のイメージカラーをアクセントとして廊下に使用しています。患者さんが「自分のフロアはこの色だ」とわかりやすくなり、さらにスタッフの働く意欲もアップしたそうです。

29

元気が出る病室扉

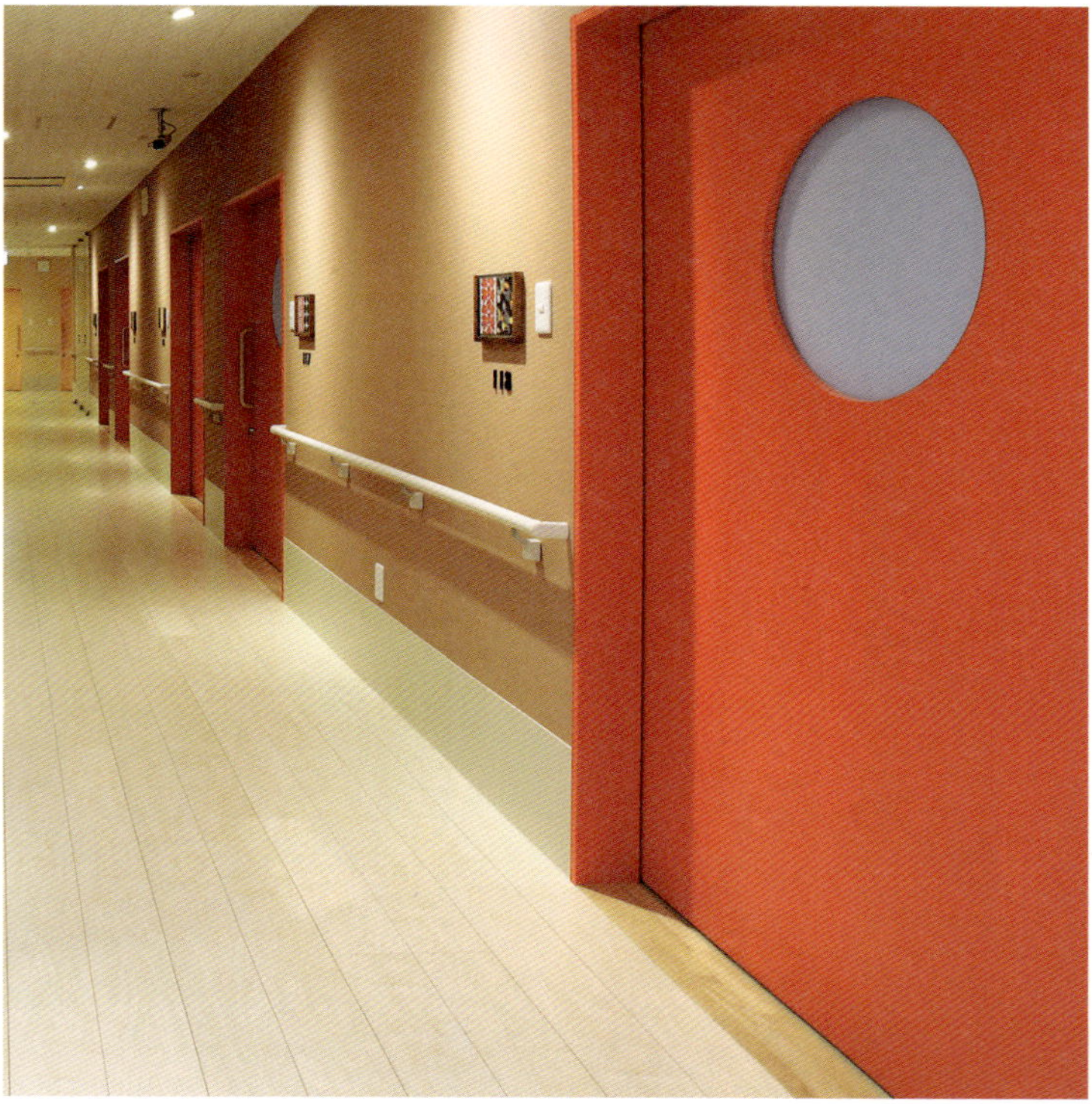

居室の存在を扉の色でわかりやすくするように赤く塗りました。（有料老人ホーム・歌《う》楽《ら》楽《ら》）

病棟の廊下には病室の扉が並んでいますが扉のデザインを替えるだけで、廊下が楽しくなります。

扉の多くは引き戸（横に引いて開け閉めする戸）であり、窓はついていても四角です。この**窓を丸くするだけでも廊下の印象が優しくなります。**私は1つと言わず3つの丸窓を大・中・小でつけることもあります。泡が登っていくイメージになり、その施設の廊下には躍動感が出ました。

扉の色も自由に考えたほうが楽しくなります。施設で使用される扉のほとんどは、工場で仕上げられた焼付け塗装です。その場合は事前に扉の色を指定しておきます。

緑とひとくちに言っても、黄色がかった緑、青味がかった緑、赤味がかった緑とたくさんあります。言葉で伝えてもイメージ通りにはまずなりません。そのため建築現場でよく使われているのは、**日本塗料工業会（日塗工）の色見本帳**です。

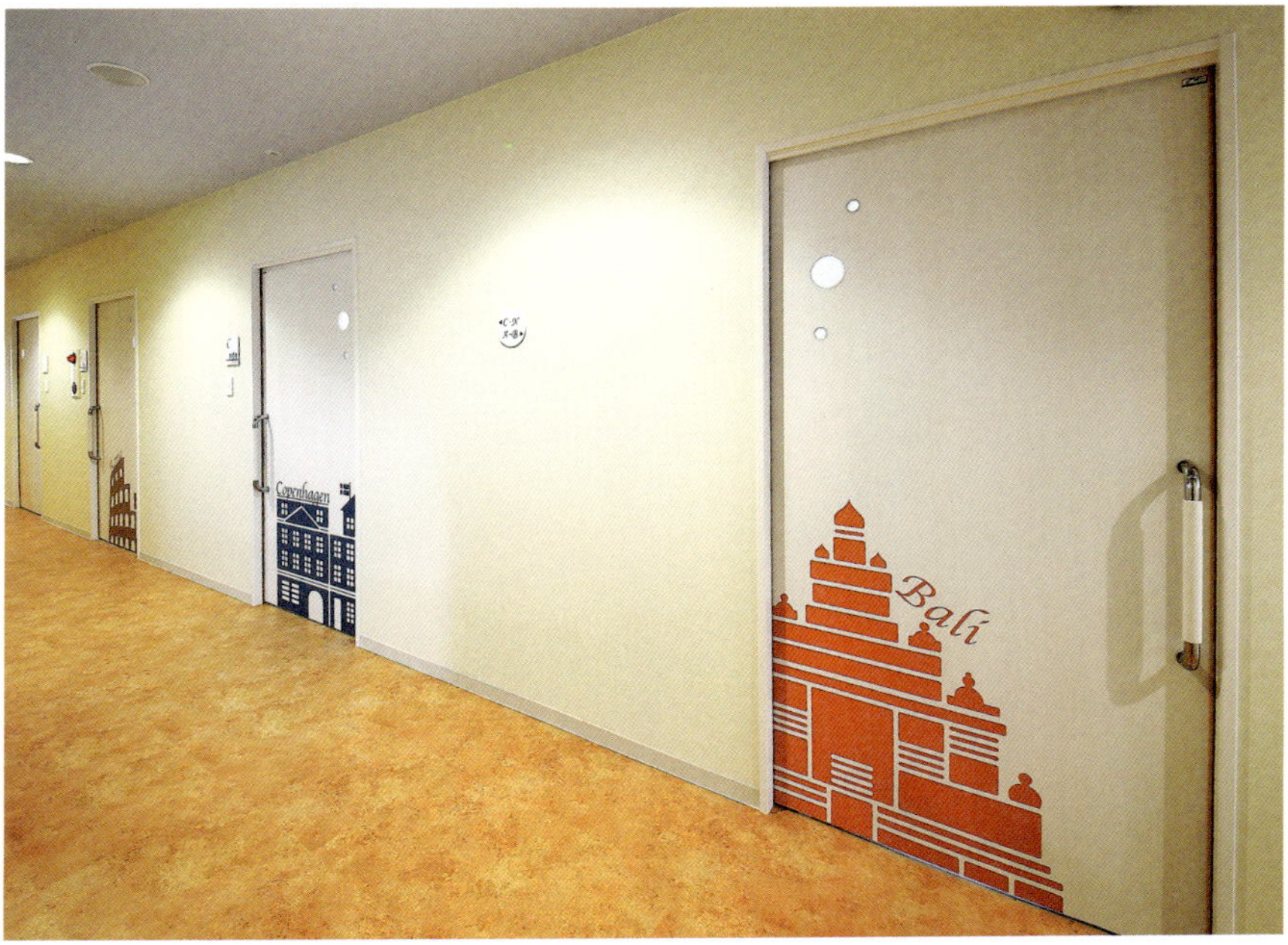

世界旅行をイメージした廊下（ファミール産院君津）。出産という大イベントを控えた妊婦さんが「今度はあの部屋を」と楽しみながら廊下を歩かれているそうです。

色見本帳には600以上の色があり番号が付与されていますので、業者に正確に伝えることができます。万全を期すなら、見本帳だけで決めずに、A4サイズの現物サンプルを依頼して確認しましょう。

また扉の色彩だけでなく**色艶**についても指定できます。病室の扉は、多数の人やワゴンなどが触れますから、**艶消しだと傷がつきやすい**です。**5分《ごぶ》艶《つや》**以上がよいでしょう。**全艶**にすると、扉がピカピカしすぎてイメージが変わってしまう場合がありますから、現物サンプルで確認しましょう。

〈事例〉ファミール産院君津では、妊婦さんが明るい気持ちで出産を迎えられるような廊下を目指して、**世界の都市**をコンセプトにしました。

ローマ、コペンハーゲン、パリ、京都、バリの各部屋の扉に、それぞれのイメージをCGデザインしたシートを貼りつけて演出しています。

30

アルコール手指消毒剤の置き場所

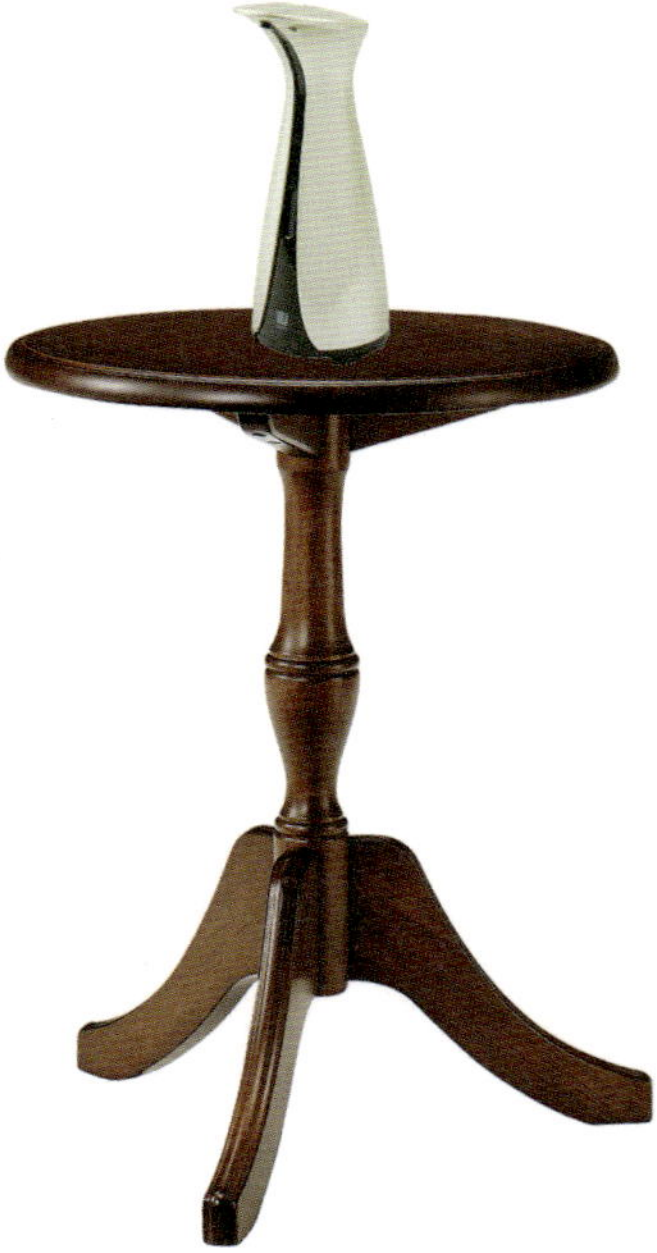

消毒剤を置くのを無機質な台ではなく、雰囲気のあるテーブルにしてデザインされた容器（手を差し出すと液が出る自動タイプ）にするとおもてなしの玄関になります。（テーブル：株式会社オリバー）

施設の感染対策においては、石鹸と流水による手洗いから、速乾性アルコールによる手指消毒が、今の基準になっています。

しかし、アルコール手指消毒剤（以下、消毒剤）の置き場所を最初から想定していなかったために、置き場所に苦労する施設がなんと多いことでしょう。苦肉の策として、手すりを支持台としてワイヤーでつくられたラックに消毒剤ボトルをアクロバティックに収納している施設が多いです。

こうした置き方は改善する必要があります。なぜなら、空間に露出しているボトルは、どんなに廊下を美しくしても台なしにします。また、患者さんが手すりを使用する場合も邪魔にもなります。

〈ポイント〉 置き場所をつくる　施設を新築する場合、消毒剤の置き場所を最初から計画的に設けることができます。たとえば、廊下の各病室の入口にニッチ（窪み）をつくりボトルや手袋を入れるようにする

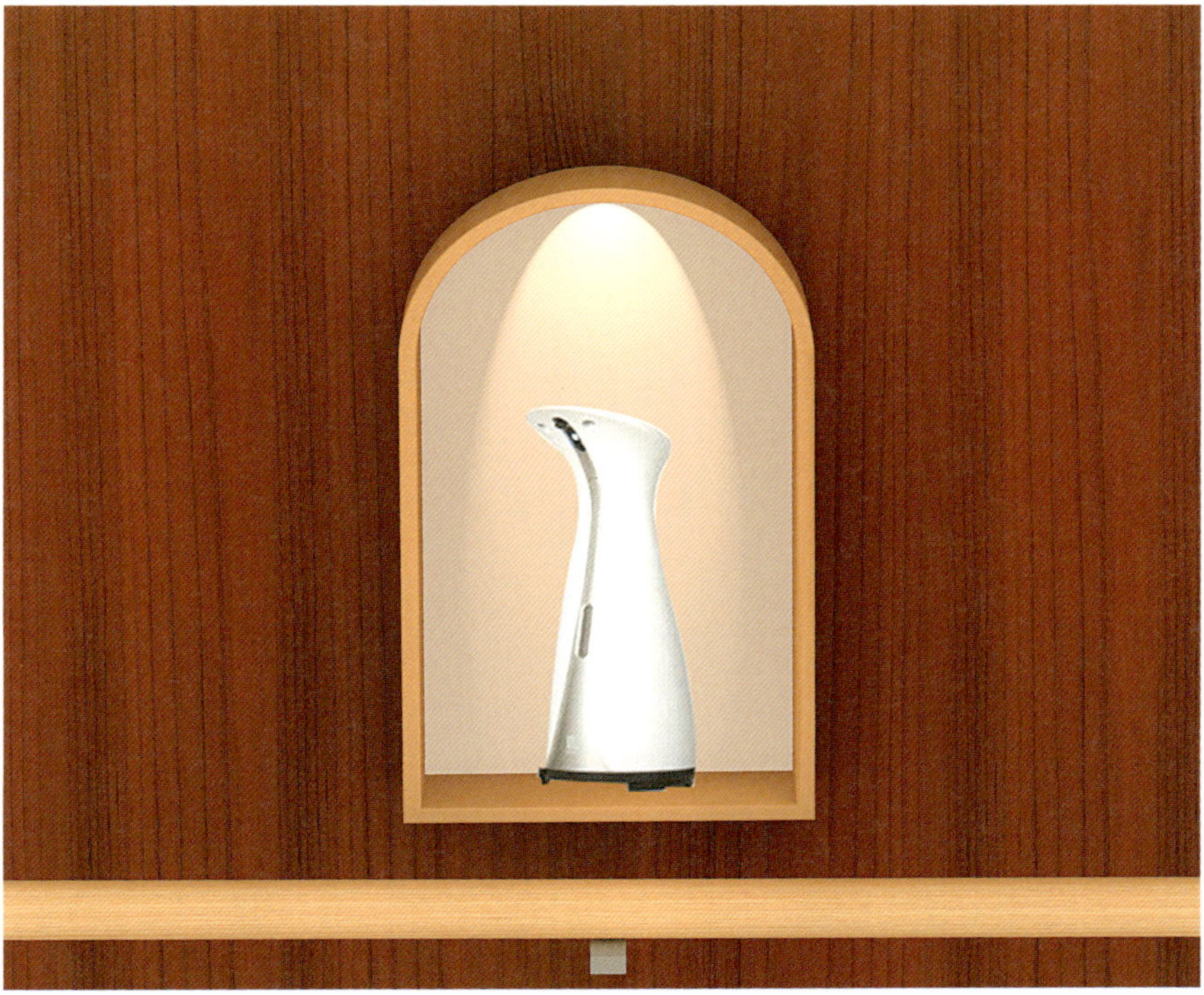

壁にニッチという窪みをつくり消毒剤を置く場所を美しく見せます。消毒剤もおしゃれな容器（ディスペンサー：写真は参考商品）に入れ替えると雰囲気がよりよくなります。

と、すっきりします。ニッチの高さはボトル高さにプラスして、大人の手が入る余裕をプラスします。少し液体が垂れても床までこぼれないようボトルが乗る台に余裕を持たせましょう。

また、拭きやすい素材でつくりましょう。不特定多数の人が消毒剤を使うのでポンプでなく、手を出すと自動で消毒剤が出る装置を使用するとさらに清潔です。

既存の施設の場合、建物の構造上の問題で壁に穴を開けられないことがあります。その際は消毒剤を美しく置く台を考えましょう。

たとえば、使い捨てのゴム手袋の箱などと一緒にまとめた整理棚をつくるのです。見慣れてしまうと当たり前になる小物周りの景色ですが、もう一度患者さん目線で見直してみましょう。

31

暖かくて清潔なトイレをつくる

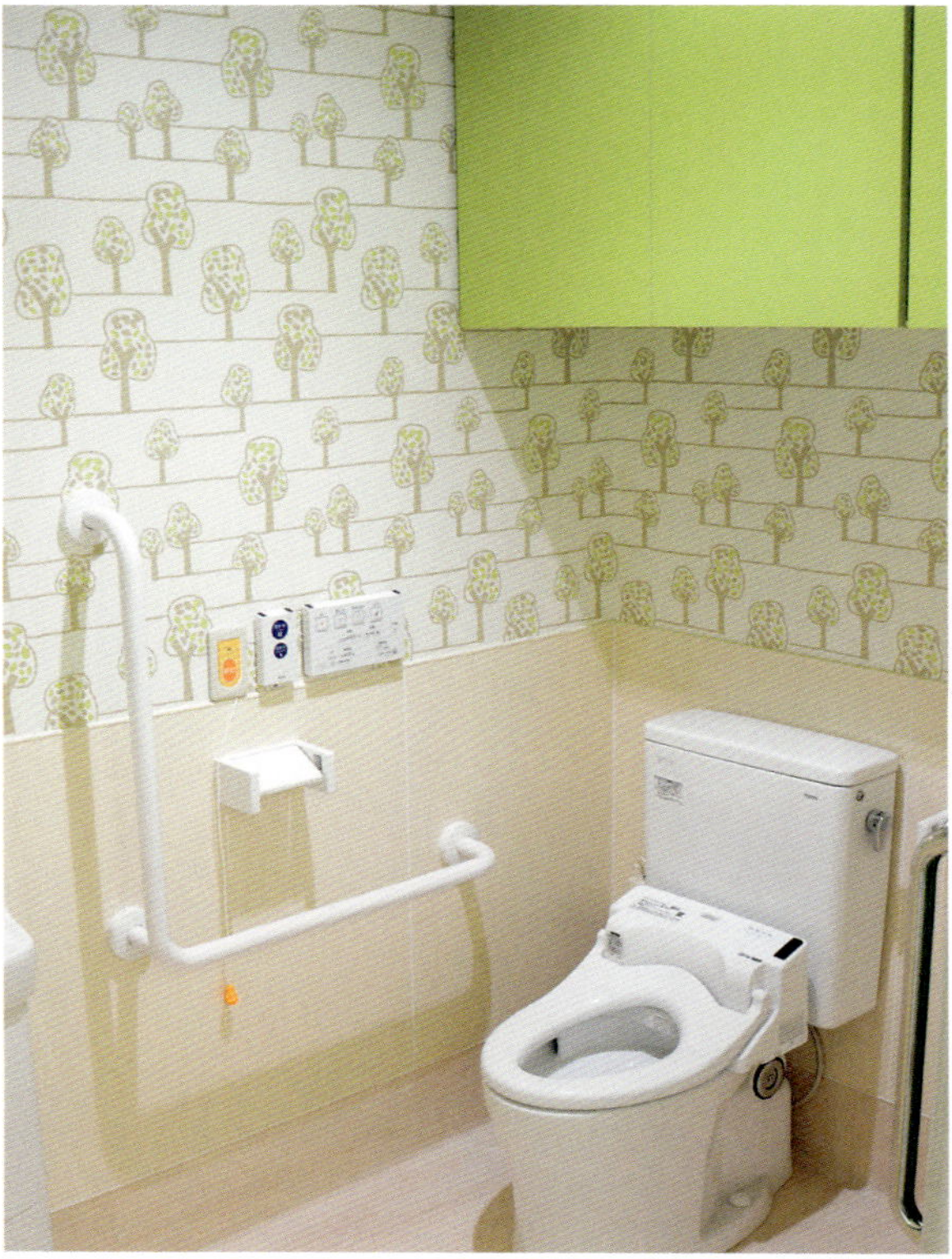

腰かべにパネルを使用した例。拭ける素材なので清潔を保ちやすい。腰から上は壁紙を用いて空間をやさしいイメージに。（大分リハビリテーション病院）

ＴＯＴＯ株式会社が行った調査※10では、病院職員の68％が「患者さん用トイレの改善の必要性」を感じています。「どんな改修が必要ですか？」という問いに対しては、**適切な手すりの配置（47％）**、**車いすで使えるトイレを増やす（45％）**、**和式便器から洋式便器への交換（39％）**、が上位に挙げられています。トイレに関する環境の問題を抱えている病院が多いということが読み取れます。

ナイチンゲールが『看護覚え書き』の中で患者の回復要素として挙げている中に**暖かさ**と**清潔**があります。私が考える快適なトイレづくりでまず大切なのは**寒くないこと**です。特に冬場など病室との温度差がある寒いトイレでは、患者さんがいきむと血圧が急激に上がり、脳卒中や心筋梗塞を引き起こす要因になります。

あなたの施設のトイレ内には暖房設備がありますか？　もし窓があって暖気が逃げ

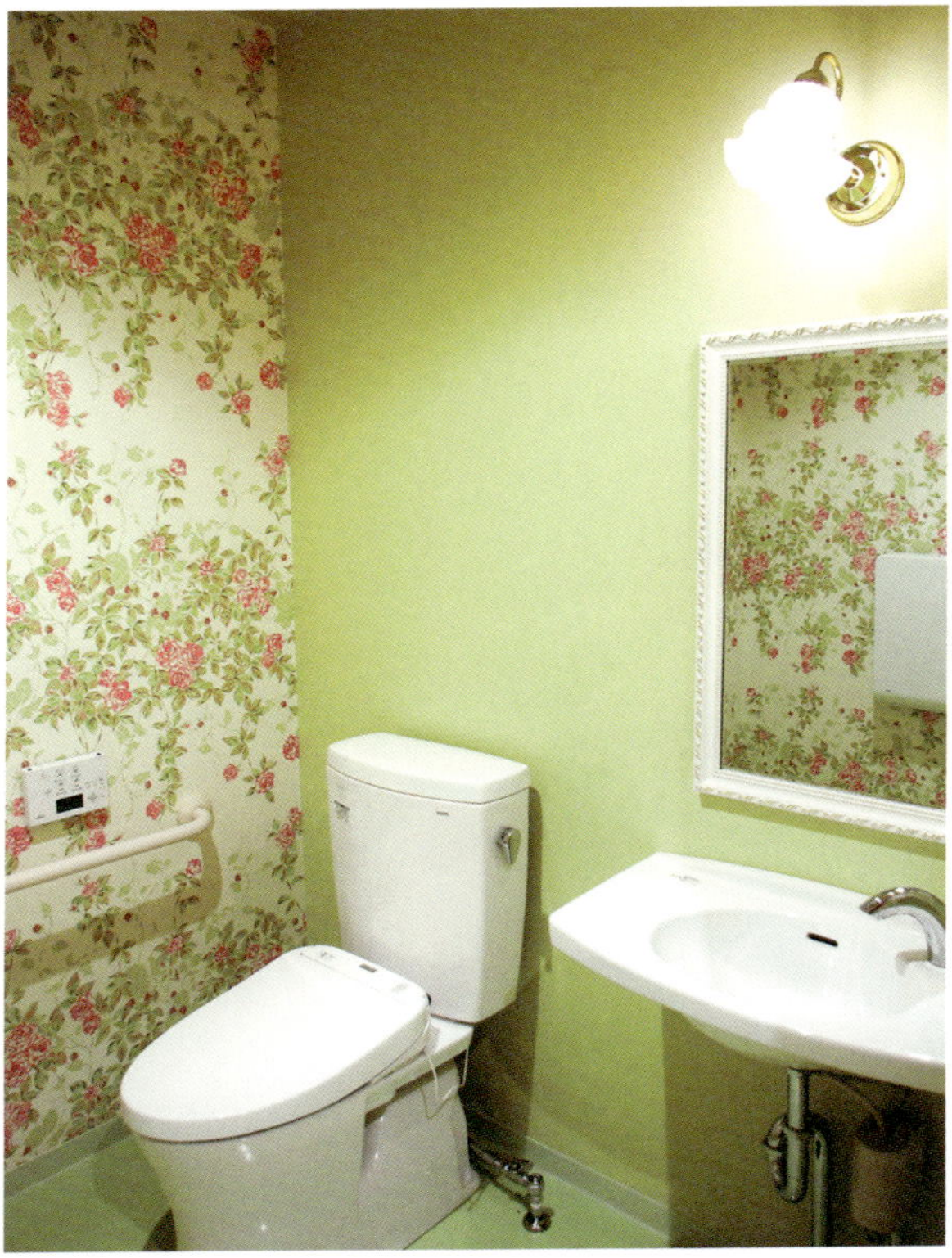

車いす用のトイレは殺風景になりがちです。車いすが回転できるよう直径150センチの空間の余裕が必要であるためです。柄がある壁紙を使ったり、色あいを工夫したりして見た目でも患者さんに暖かさを感じさせる工夫が大切です。(ファミール産院君津)

る場合は、ペアガラスや二重サッシにすると効果的です。今は内側から簡単に二重サッシにできますのでぜひ検討ください。

清潔なトイレであることも、とても重要です。トイレで汚染されやすいのは床と腰から下の壁です。今は、タイルの床を水で洗い流すことはほとんどなく、床はビニール系のシートを採用している施設が多いと思います。掃除しやすく拭きとりやすい素材であることはよいですが滑りにくい素材であることを確認しましょう。

また**手洗いは蛇口に触れなくてもよい自動水栓がお勧め**です。照明器具も蛍光灯からLEDに交換して、省エネしつつ室内が明るくなるよう工夫しましょう。

トイレが清潔で、暖かく癒やされるものなら患者さんは自力で行こうとする回数が増えると思います。それは立派なリハビリになり患者さんの早期回復へつながるのです。

32

「患者さんが行きたくなるトイレ」とは？

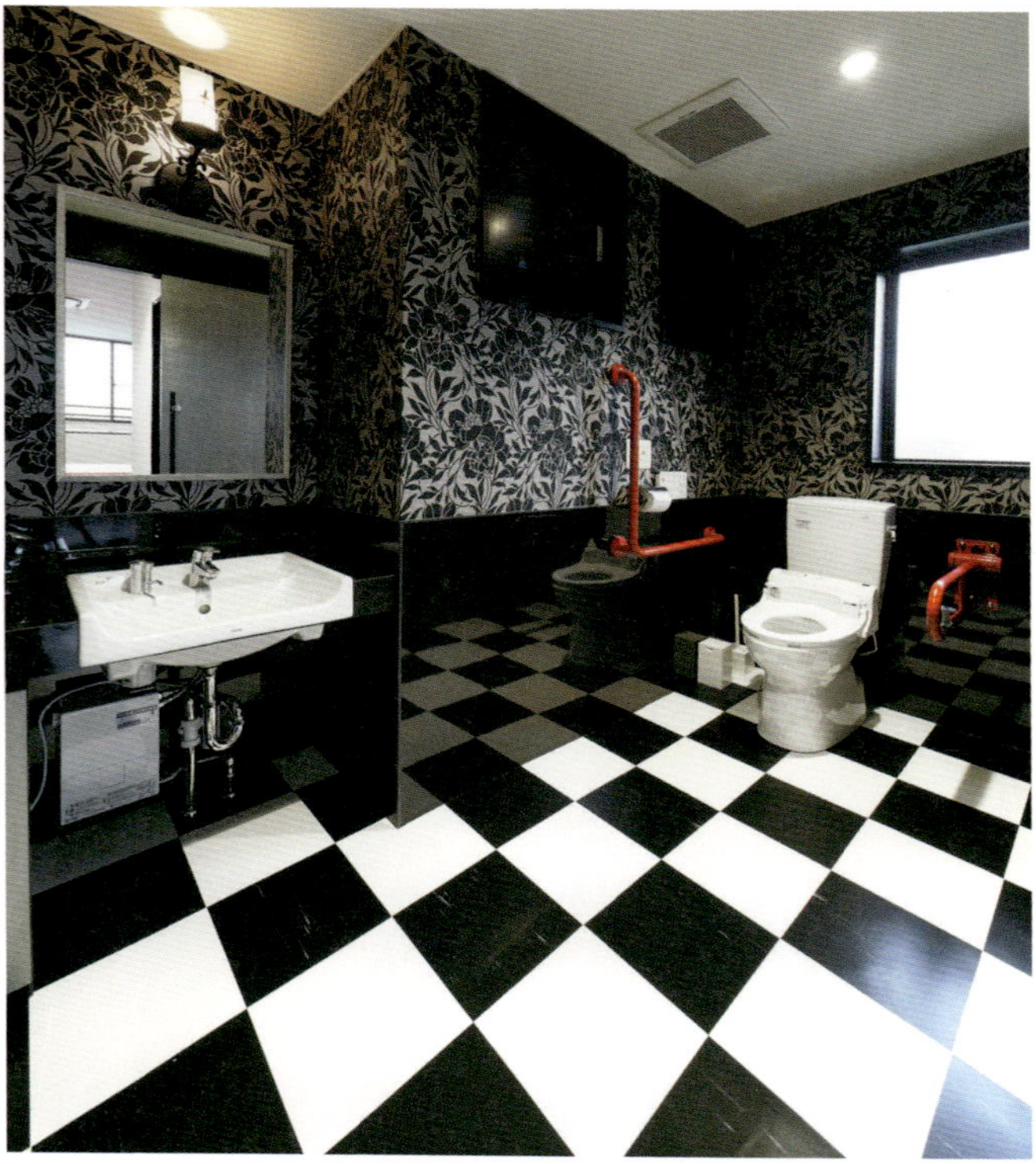

「ニューヨークのバー」をコンセプトとしたトイレ。（鈴木慶やすらぎクリニック）

患者さんが行きたくなるトイレとはどんなものでしょう。このテーマ（主題）を実現するためのコンセプト（主題の表現法）を考えてみたいと思います。患者さんができるだけ自力で排泄することは、回復のためにとても重要です。オムツを使用しなくてもよいですし、トイレまで歩くことがリハビリにつながるからです。

単に「きれいなトイレ」からさらに積極的に行きたいトイレにするには、コンセプトを設定することが大切です。

たとえば、患者さんが行きたくなるようなお花畑のようなトイレ、南国リゾート風のトイレ、森林浴ができるトイレ、などです。医療施設の中でもトイレは区切られた空間ですので、病室などとは切り離して、思い切り自由な発想をしてもよいと思います。

コンセプトが決まれば、それに合わせた素材や色彩を選びます。南国リゾートのコ

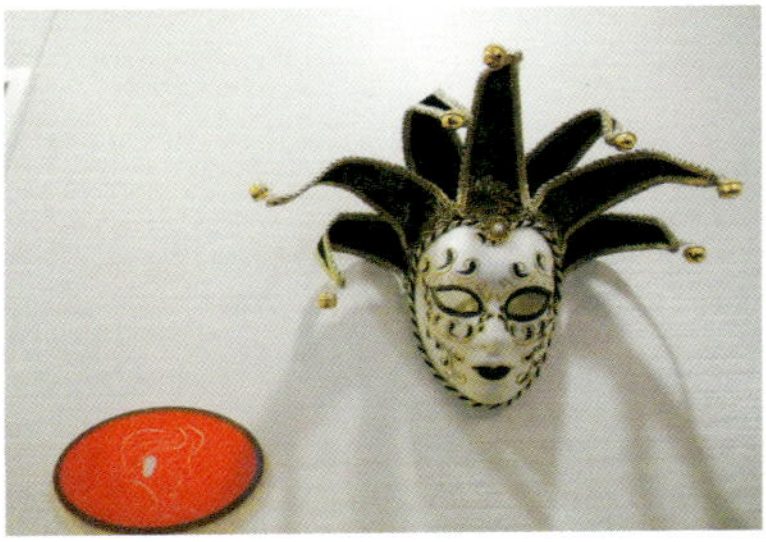

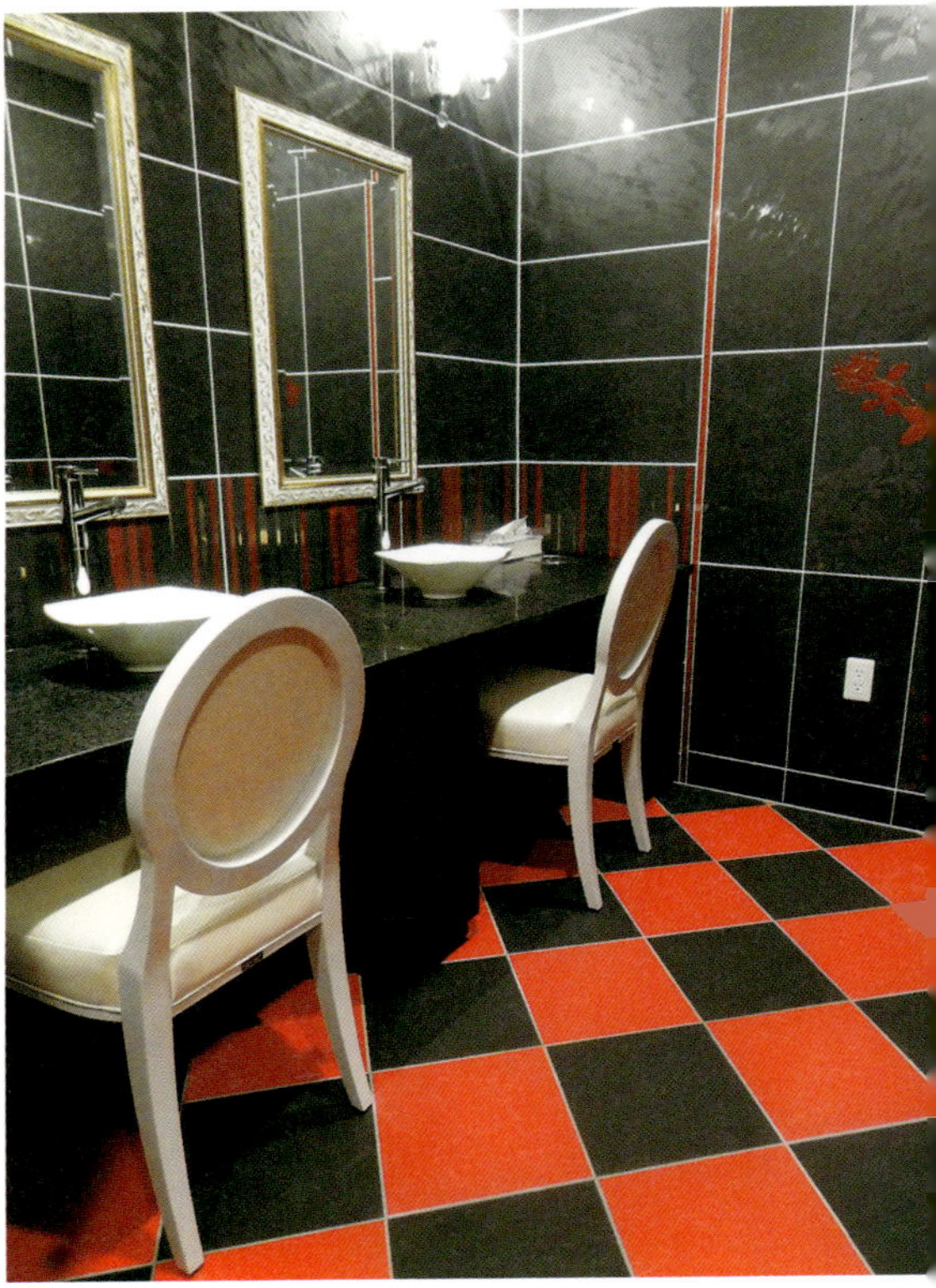

女性トイレのサイン。「仮面舞踏会」のコンセプトがこうなります。

このトイレ手洗い場のコンセプトは「ベニスの仮面舞踏会」。鏡の額縁はヨーロッパ風のゴールドで。（ほうせんか病院）

ンセプトであればハワイのイメージの壁紙を使用するのもいいです。写真を引き伸ばして壁紙にするサービスもありますので、南の海と白い砂浜をトイレの壁一面に表現することができます。森林浴がテーマなら木もれ日の中を歩くような写真や壁紙を用いると効果的です。

床の素材についても、拭けるビニール素材で木目調や石目調がありますので、コンセプトに合わせてトータルコーディネートできます。

〈ポイント〉さらに大切なのは**トイレの手洗い場**です。**手洗いカウンターの上にある鏡とブラケット（壁かけ照明）を、コンセプトに合わせたものにすると、イメージがより明確に**なります。南国リゾートのコンセプトであれば、鏡の額縁にガラスモザイクの水色のタイルをまわしブラケットは貝のモチーフをデザインにとり入れます。

33

「観察」の場としてのトイレ。理想の条件

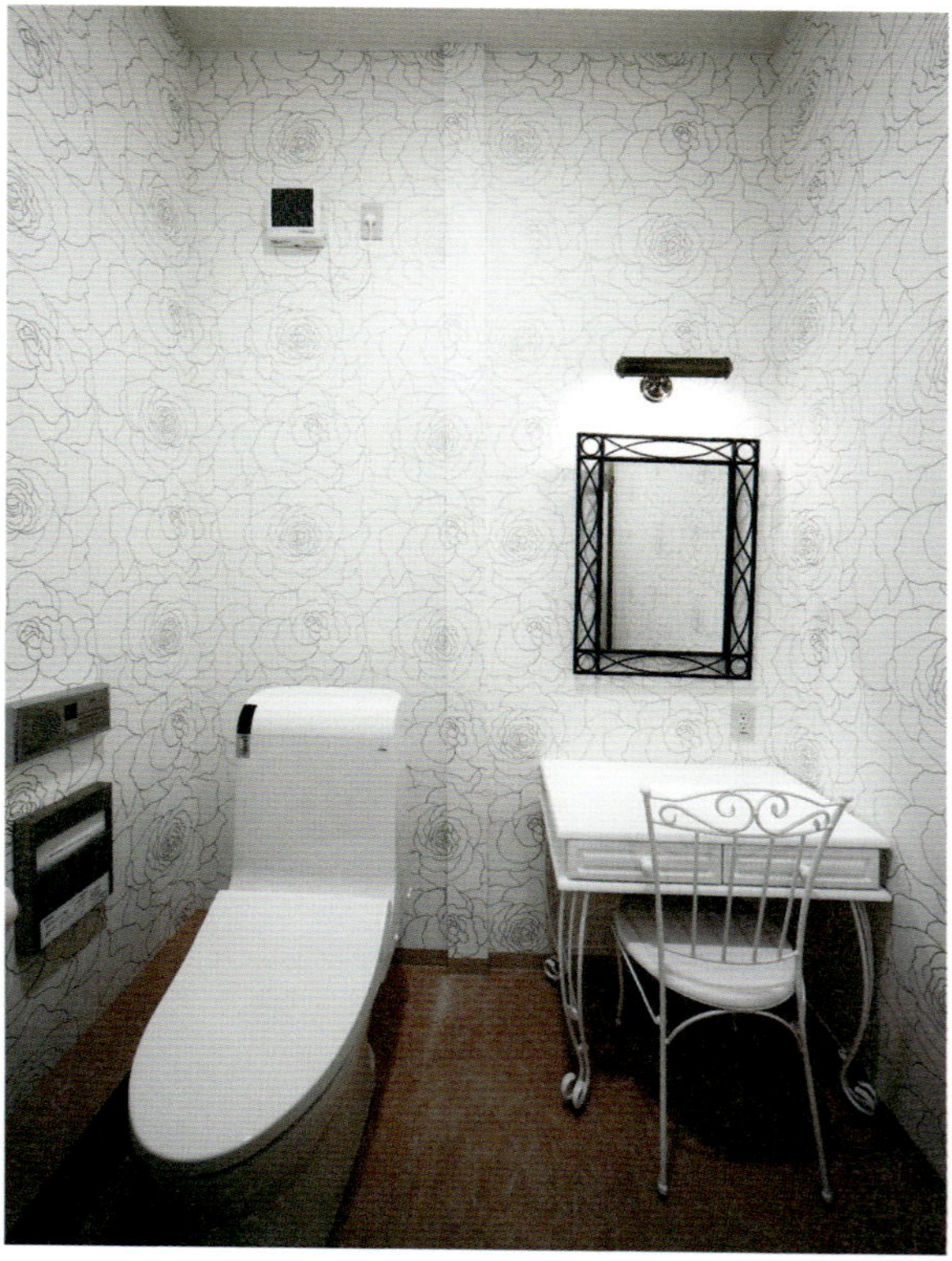

白を基調にしたデスクと椅子、鏡とブラストライトでトイレ空間が自分と向きあう場になりました。（ヒロクリニック）

トイレは排泄の場であると同時に便の形状や色を**観察する場**です。病気の疑いがあるかどうか健康チェックができる最適な場所なのです。単に用を足すのではなく個室で自分と向きあう場所。そのために大切なポイントを3つあげます。

〈ポイント〉 **①便器の色**　観察に適した便器の色は何色だと思われますか？　ブラックやブラウンなどの濃色では、便の色が識別できません。ピンクや水色、レモン色などは、それぞれの色味に便が影響されてしまいます。やはり**ホワイトが最適**です。白い便器を背景にすると便の色や形状が忠実に観察できます。

②照明の位置　共用トイレの場合、多くは上部があいているパーテーション（間仕切り）形式です。そしてトイレブース（間仕切りされた個室）内部に照明が設置されていないケースが多く見られます。

せっかく白い便器にしてもトイレブース

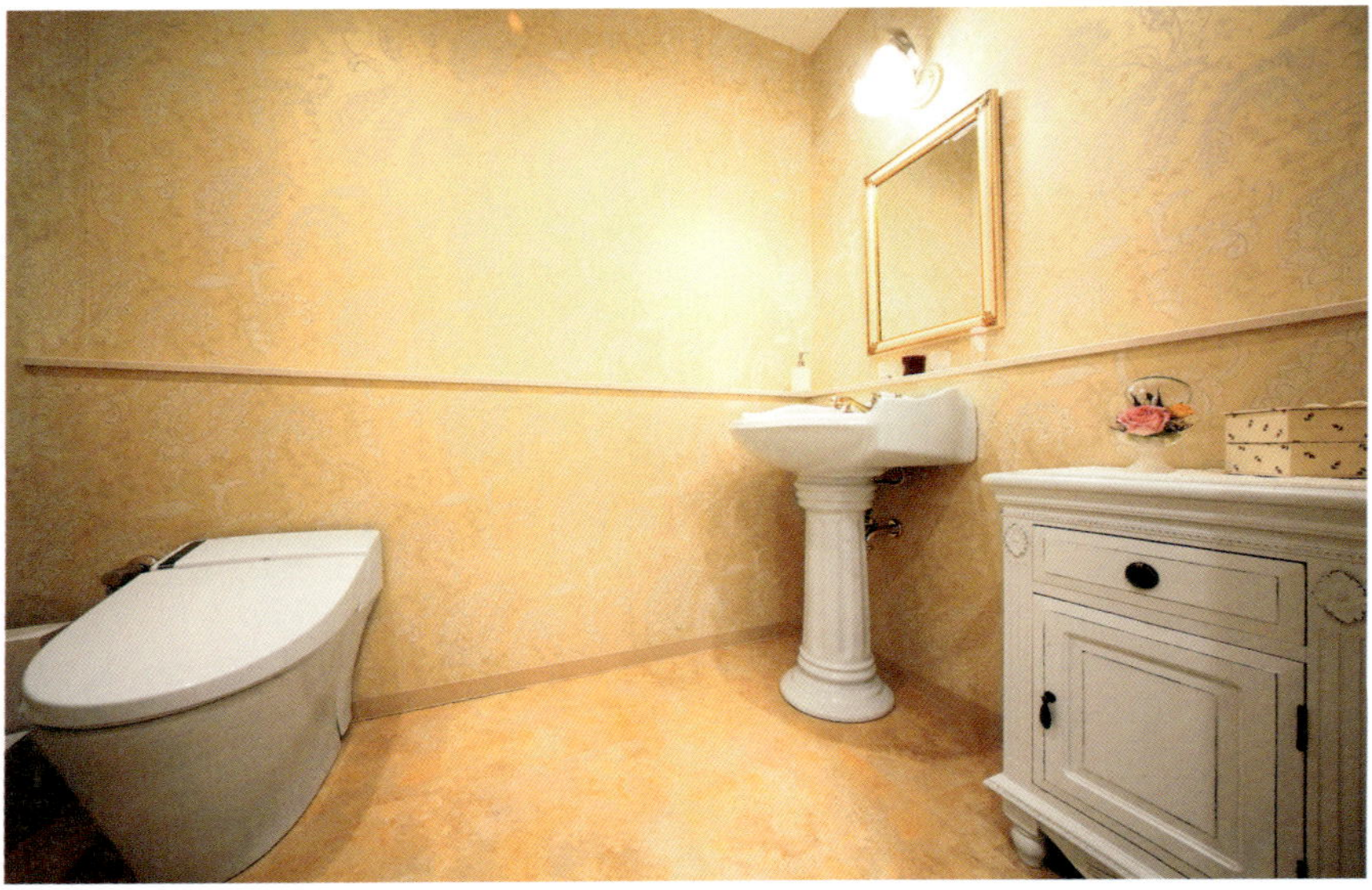

クリニックのトイレでは物を置く台があると大変重宝されます。白い便器を基準として周りを暖色系の色彩と家具でしつらえ、温かみのある雰囲気に演出しました。（なのはな眼科）

内が暗くては便を観察できません。理想的なのは、各トイレブースに照明を必ず設置することです。さらに照明は、白い便器の真上にあるのが理想です。真上から照明を照らすことで便をより観察しやすくなるからです。

③手を自由に使えるような備品の配慮　医療施設において特に外来のトイレは患者さんが荷物を持っていることが多いです。バッグをかけるフック、健診の患者さんが利用されるトイレには検尿コップを置ける台、A4サイズの健診関係の書類を置けるファイル置き等の配慮が必要です。

高齢者は手が上がりにくくなります。にもかかわらず健常者の男性の基準で、フックの取り付け位置の高さが設定されている場合が多いのです。せっかくのフックでも手が届かないと意味がありません。高齢者や小柄な人を基準に高さを考えましょう。

34 空気を清潔に保つ

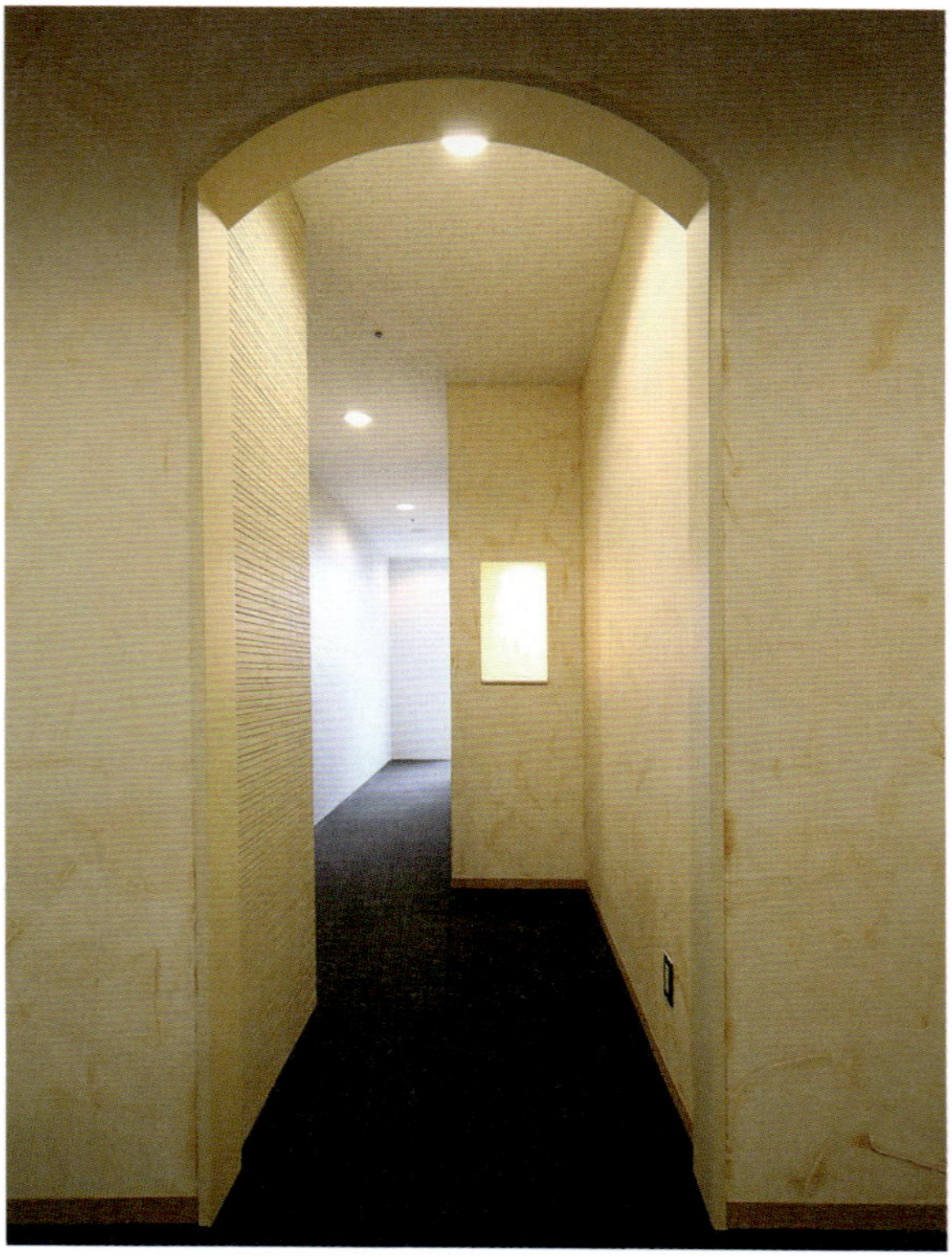

廊下の壁を天然のフランス漆喰壁にしました。臭い分解効果、カビ抑制効果、調湿効果もあり、ビニールクロスで囲まれた廊下に比べ呼吸しやすく感じます。（黒沢病院附属ヘルスパーククリニック）

ナイチンゲールは「看護婦の第一の目的は患者が吸う空気を屋外の空気と同じに清浄に保つことでなければならない」※11と換気の大切さを説いています。施設の衛生環境、空調環境がはるかに進んだ現代においても、換気の大切さは変わりません。

施設における空調設備は、フィルター、熱交換器、加湿器、ダクトなどで構成されます。新鮮な外気を導入し適切に処理した空気を送風することで室内環境を調整していますが、暗く湿った空調設備の内部は、カビや細菌のすみかとなりやすいのです。

メンテナンスを怠った空調設備は、カビや細菌が増殖し、拡散させる媒介となります。院内感染やアレルギー・臭気の要因にもなりますので、以下の対策が必要です。

〈ポイント〉 **①ダクトをクリーニング** 空調ダクトは天井の中に隠蔽されているので目で見て汚れを確認するのは困難です。定期的に専門業者にクリーニングを依頼しま

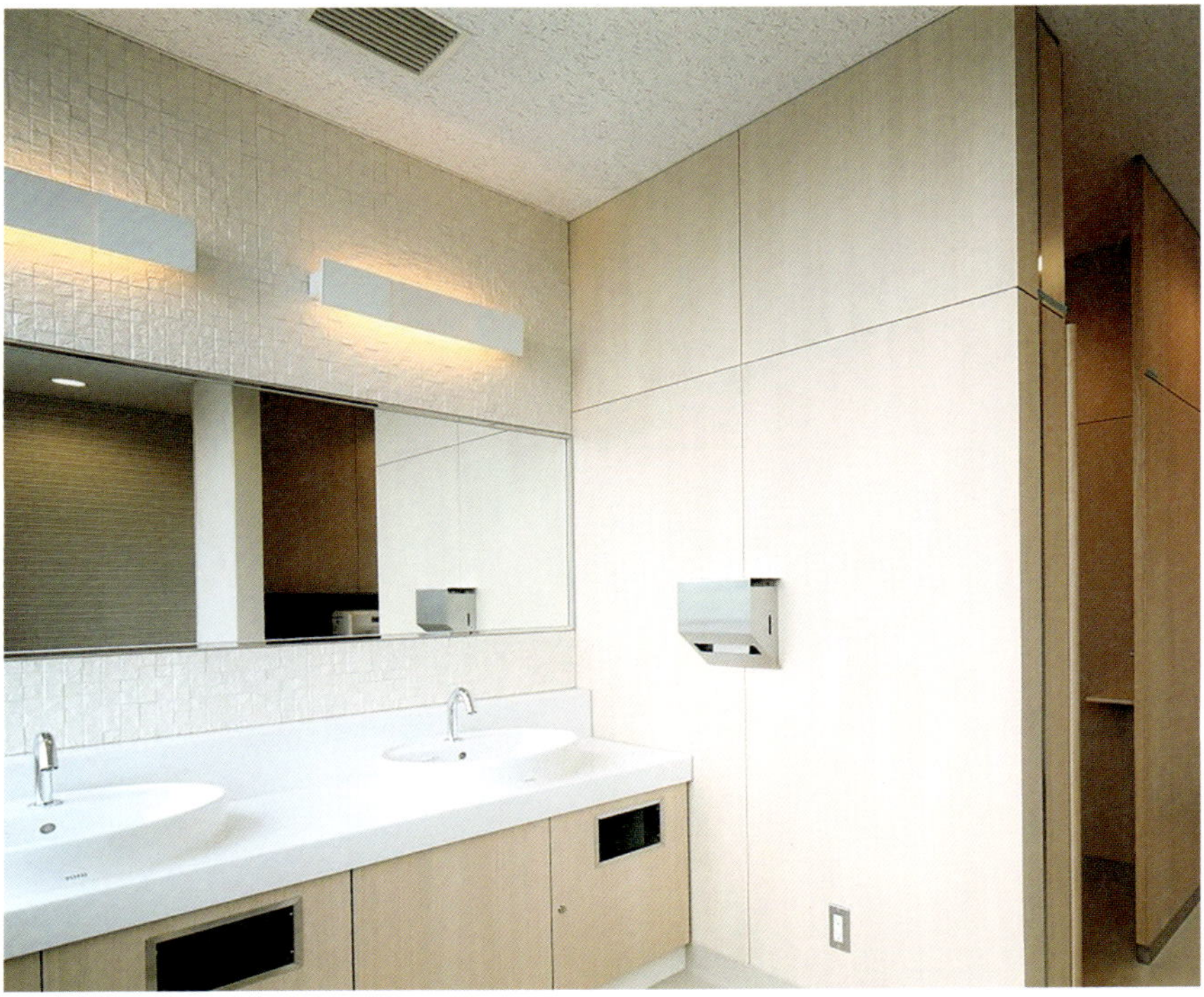

トイレに続く洗面の壁に消臭・調湿効果のあるタイルを使用しました。表情のあるタイルでインテリアとしても美しいトイレに貢献しています。（黒沢病院附属ヘルスパーククリニック）

しょう。

②カビを防ぐ　カビは湿気がたまりやすい場所に生えやすいです。北側の廊下や病室、空調機の冷媒管からの結露が原因にもなります。空気の流れをよくし、結露しにくいように温度差をなくすことが重要です。もし、カビを発見した場合にはできるだけ早く除去すること。防カビ剤の塗布などを専門業者に依頼することも必要です。

③空気の質をよくする　空調だけに頼らず建材を上手に使用するとさらに空気の質をよくすることができます。高温多湿の日本では、木材や和紙、畳、珪藻土など昔から適した材料があります。最近ではセラミック製の臭いを吸着するタイルや結露を防ぐ塗料なども商品化されています。工務店にリクエストすれば簡単に施工できます。

空気は目に見えないものですが、清潔に保つことは、患者さんだけでなくそこで長時間働くスタッフにとっても大切です。

35

物音を軽減するには

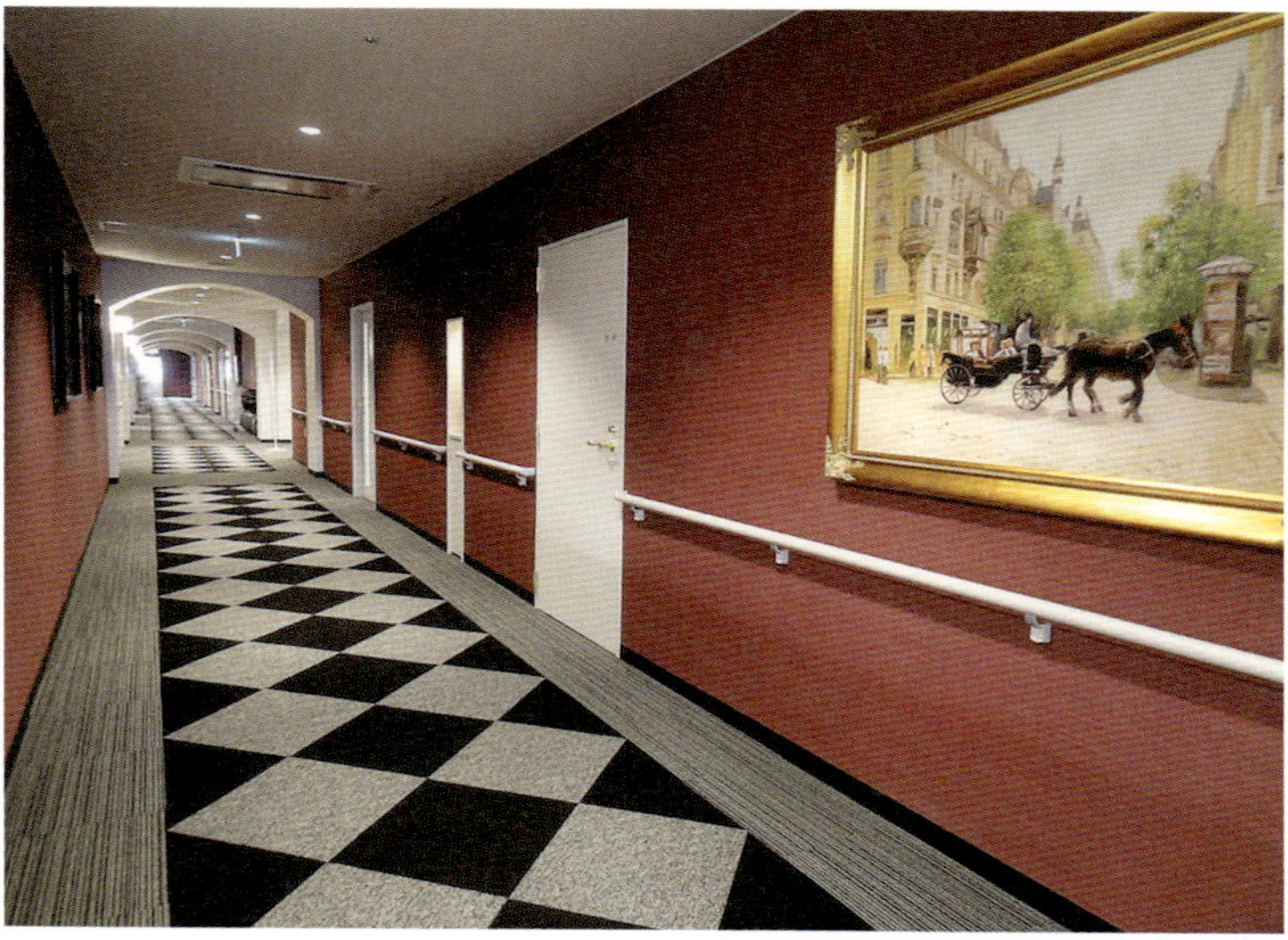

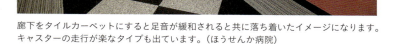

廊下をタイルカーペットにすると足音が緩和されると共に落ち着いたイメージになります。キャスターの走行が楽なタイプも出ています。(ほうせんか病院)

ナイチンゲールは「不必要な物音、あるいは心に期待を抱かせる物音が、患者に害を与える」※12と述べ、廊下でのひそひそ話も騒音として看護師を戒めています。

忙しく動き回る施設スタッフが立てる物音が、患者さんにとっては害になる。今でも変わらない問題点ですが、物音対策は難しいテーマです。

特に病院内では、清潔維持が優先されるために、消毒や清掃が簡単な金属やガラス素材を多用します。金属やガラスは音を反射する性質があるため、物音が響くのです。ガラス張りの建物やコンクリート打ち放しの空間では音が反響するのと同じです。

物音を軽減させるためには、反響音を減らすしかありません。

〈ポイント〉 **①床材で音を吸収** 床材にカーペットを使用すると、音の吸収に役立ちます。おすすめは、汚れた部分だけ貼り替えられるタイルカーペットです。待合室

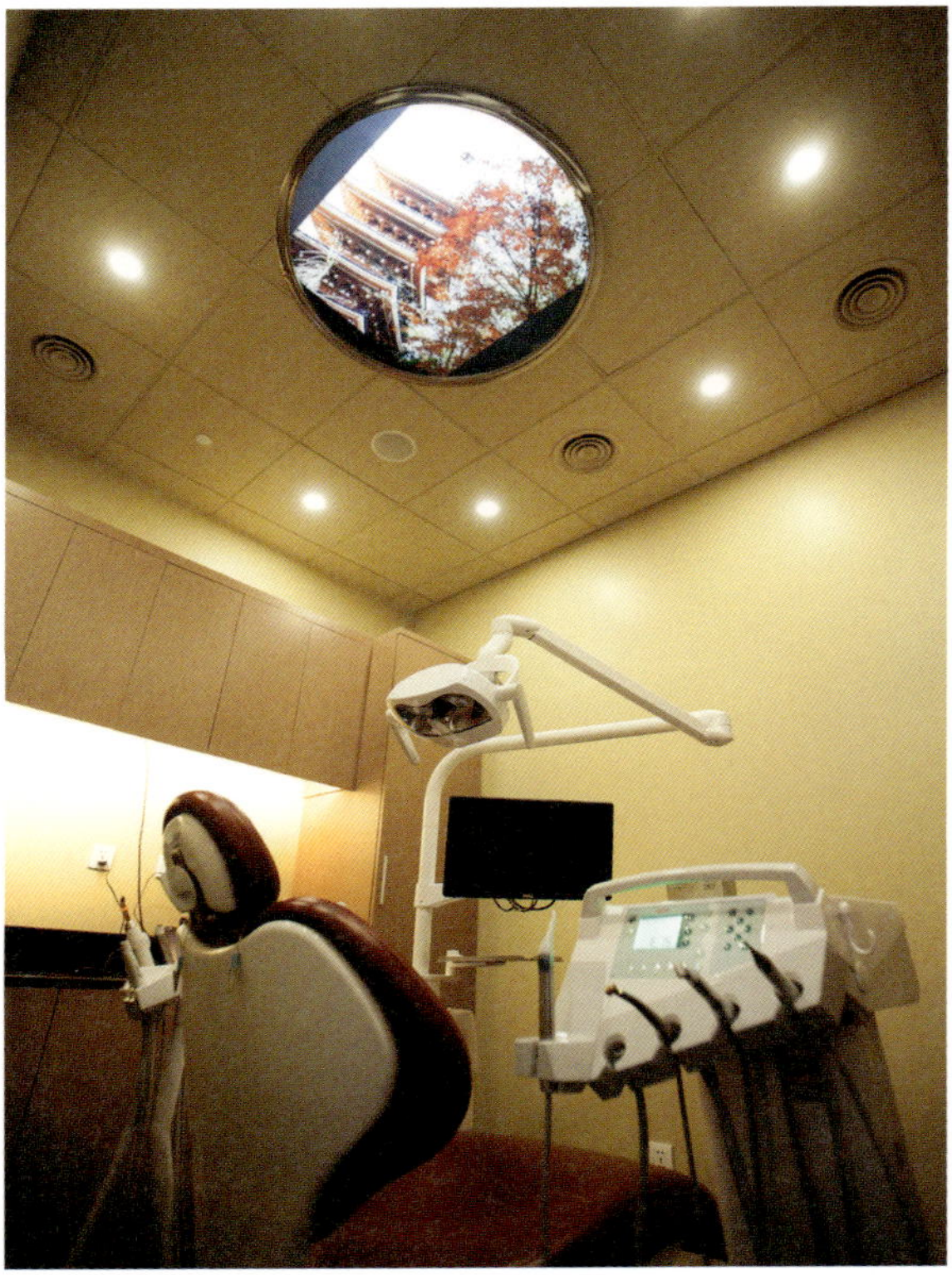

歯科も金属音の出やすい診療科です。吸音板の天井だけでは無機質になるので日本の四季の映像が見られるようにしました。(デンリッシュ アジア デンタルクリニック プノンペン)

や廊下など歩行音が気になる場所に使用すると効果的です。

②天井と壁で音を吸収　天井と壁に吸音板を使用すると反響音が軽減されます。丸い穴や不規則な穴が開いている天井をよく見ると思いますが、あれが吸音板です。最近では抗菌・消臭機能付きの吸音板も販売されています。

壁に吸音板を使う例はまだまだ少ないのですが、簡単に掛けられるパネル式吸音板があります。カーテンもブラインドに比べて吸音効果があるのでおすすめです。

③開閉音を減らす　扉には、ゆっくり閉まるドアクローザーを付けたり、戸当たりテープやクッションを付ければ開閉音が減少します。テープやクッションは経年劣化しますから定期的な交換が必要です。ハード面で工夫することはもちろん、ワゴンの引き方、ドアの閉め方などに心を込めることで、施設の騒音は激減します。

36

入浴後にホッとできる脱衣所へ

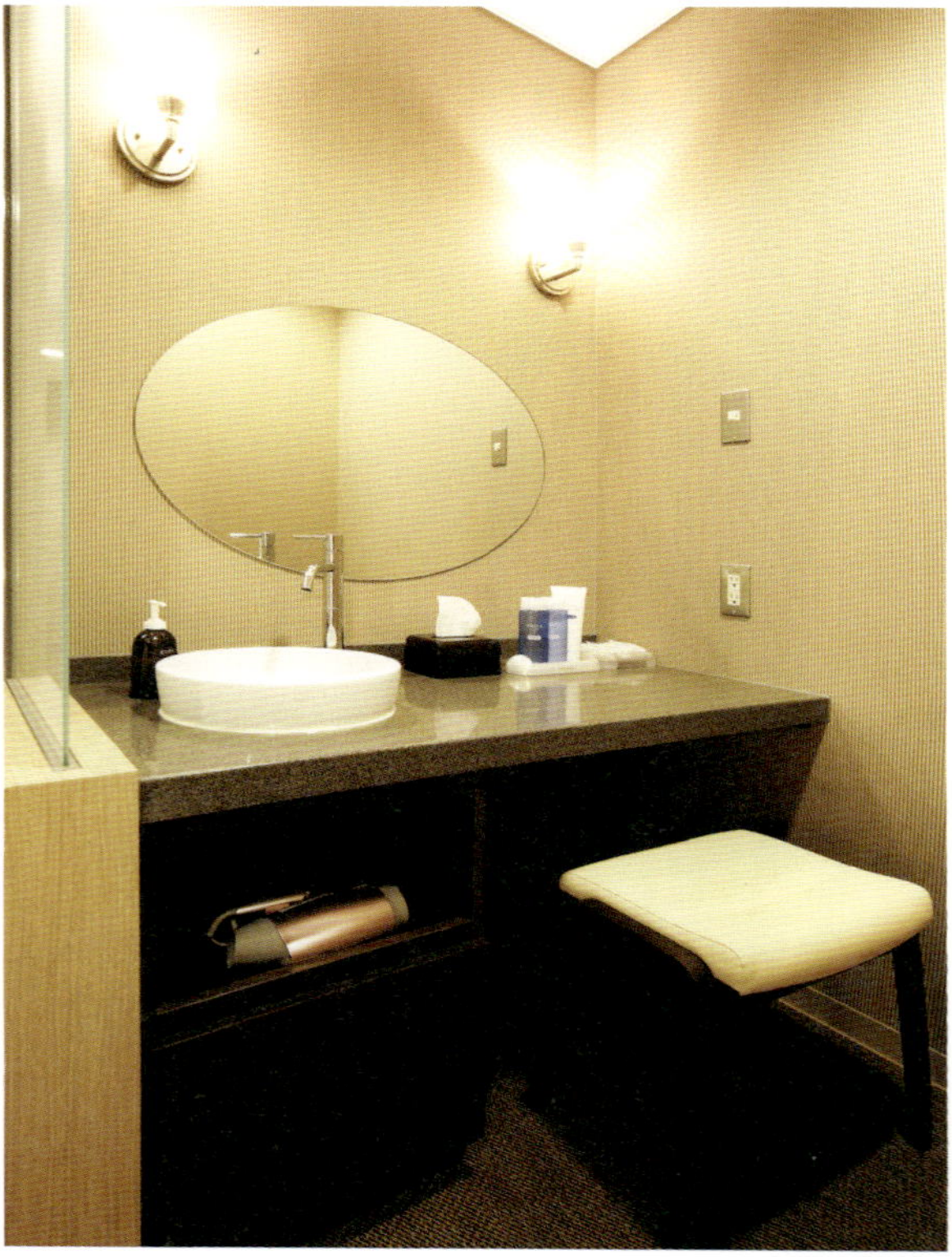

個室の洗面台。風呂上りにゆったりと椅子に座って髪を乾かすことができ、湯上りのバイタルも落ち着きます。（黒沢病院附属ヘルスパーククリニック）

施設の脱衣所は服を脱いだり着たりするだけではありません。入浴後に髪を乾かしたり座って休息する憩いの場所でもあります。しかし、行き届いた脱衣所を目指して注力する施設は少ないようです。

まず注意すべき点は温度差です。室内が寒く、病室との温度差があると、ヒートショックを起こしやすくなります。室温を暖かく保ち、入浴後ホッとできるような脱衣所にしましょう。

〈ポイント〉 **①床は冷たくならない素材を使用**　**籐《とう》タイルやコルクマットを敷く**のがおすすめです。また冬場は、床暖房が入るようにすると輻射熱効果で、優しい暖かさを保つことができます。

②室内の色彩　見た目にも寒々しくない空間になるように壁はまっ白より、暖色系や木目系を使用するのをおすすめします。脱衣棚は**メラミン樹脂**という水に強く傷つきにくい素材があり、何百色もある中から選

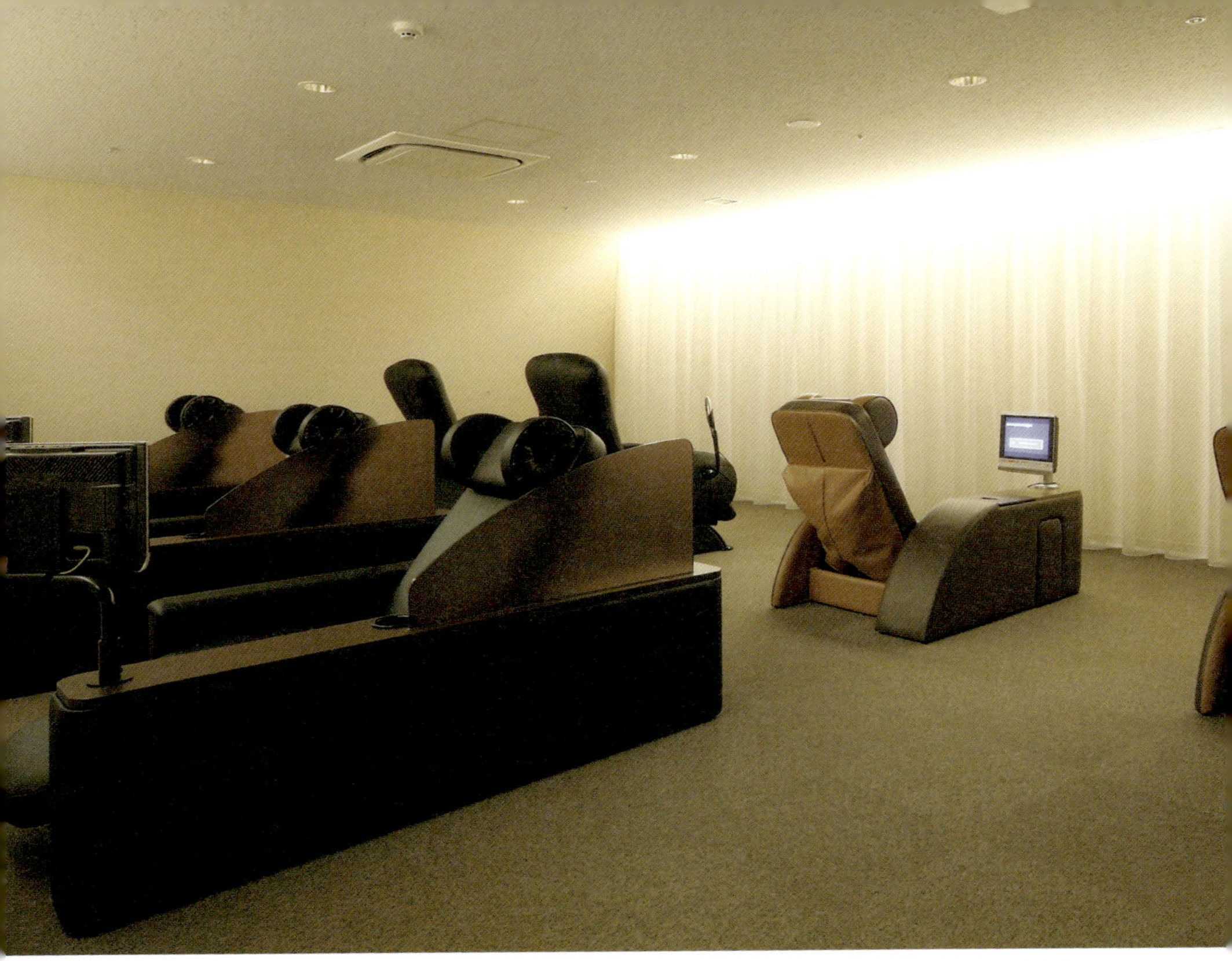

脱衣室の脇にあるVIP休憩室。間接照明で優しく落ち着いた雰囲気に。入浴が楽しみになれば患者さんの活力が増し、回復への意欲も高まります。（黒沢病院附属ヘルスパーククリニック）

ぶことができます。

③洗面台の照明　髪を乾かす洗面台も大切です。患者さんが自分の顔をゆっくりと見るヘアドライの時、照明が顔に影を落とすと老けて見えてしまいます。「老けたな」とがっかりするかもしれません。照明は頭の真上ではなく、顔の前方に来るように配置しましょう。また、鏡の脇に左右から照らす壁付けのブラケットもおすすめです。**照明の光色は、青白い光ではなく電球色**を選んでください。

〈事例〉　黒沢病院附属ヘルスパーククリニックでは、大浴場の脱衣室を癒やしをコンセプトにデザインしました。室内の色彩はブラウンとベージュを使用し、温かみのある落ち着いた雰囲気に。洗面台は1人用の個室です。脱衣している人と目が合わない場所に配置し、鏡に他人が映りこまないよう配慮しています。

37

天井を温かく

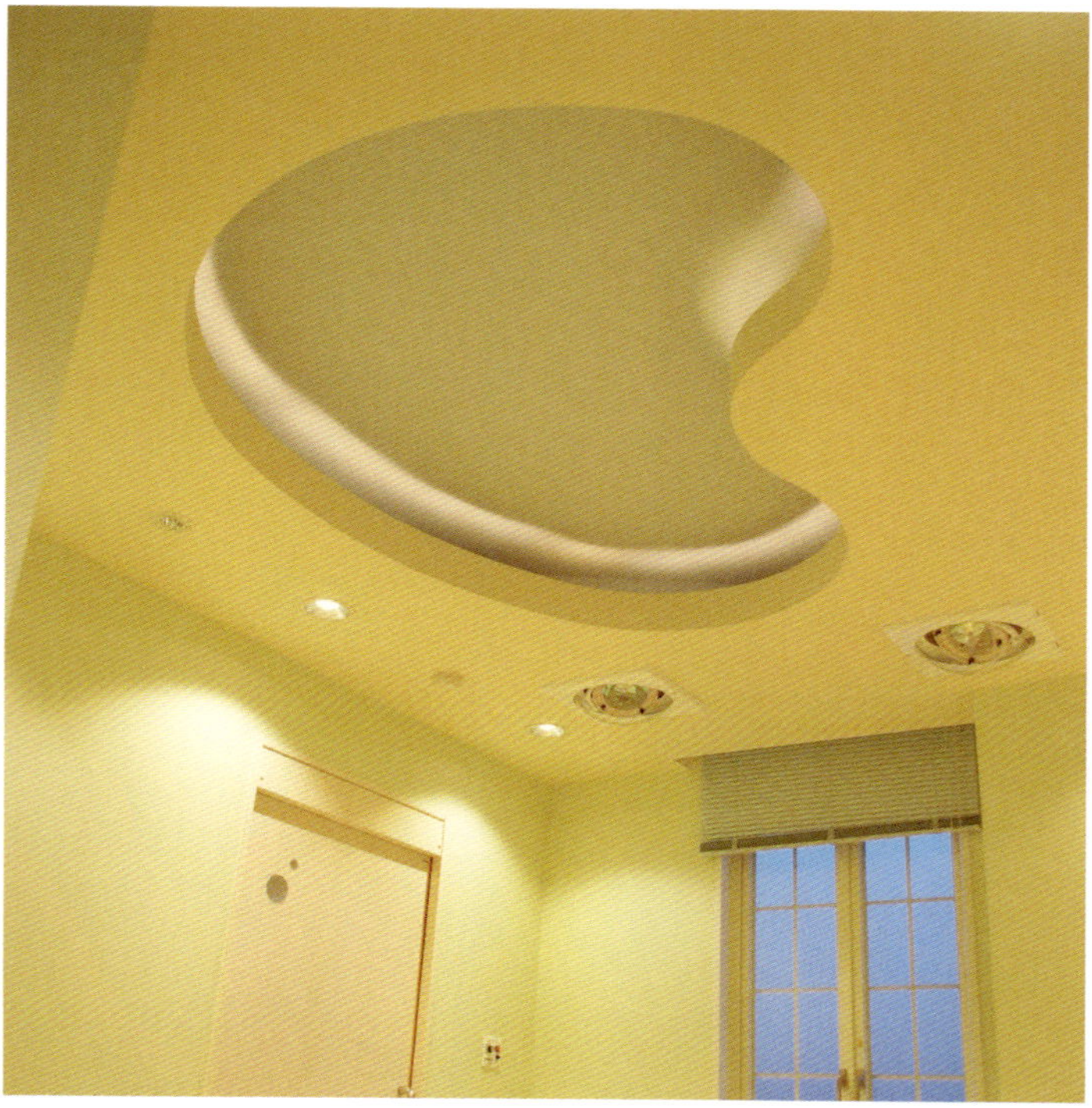

分娩室の天井。妊婦さんの不安を出来るだけ軽減できるように天井に子宮の形が浮かび上がる折り上げ間接照明を取り入れました。（ファミール産院君津）

病院・施設の天井を見つめたことがありますか？

患者さんは診察や検診、そして入院時にも、否応なく長時間、天井を見ています。穴開き吸音板の穴を数えたり、照明のまぶしさに目を閉じたり、エアコンの埃を見つめたりしています。

残念ながら看護師はその瞬間に別のものを見ています。患者さんだったり、カルテだったり、モニターだったり。お互いが同じ方向を見て共有する時間はあまりありません。だからこそ、患者さんが長時間見ている天井が寂しいもの、冷たいものでないように配慮したいものです。

〈ポイント〉 **天井を患者さん目線で観察してみよう。** 病室の天井には主として吸音板が使用されています。また、照明やエアコンの吹き出し口、スプリンクラーや非常用照明などさまざまな設備が天井には取り付けられています。

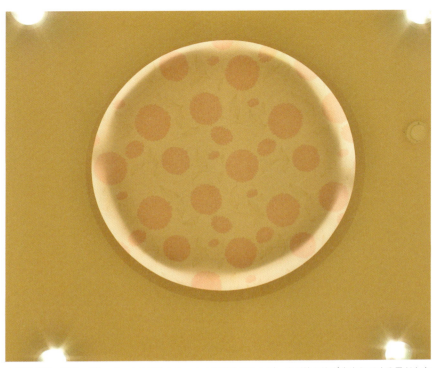

和室分娩室の天井。「光」をコンセプトとし、丸く天井を折り上げ、光が降り注ぎ生まれてくる子どもを祝福するようなデザインの壁紙を貼っています。（ファミール産院君津）

建築工事の際に患者さん目線からの要望をしなければ、顔の真上にまぶしい照明が来たり、エアコンの吹き出し口から風が直撃する事態となります。天井に何があるか、何を取り付けるかを確認することが大切です。**患者さんが見つめても温かい天井に**しましょう。

私が妊婦さんに実施したアンケート調査で印象的なコメントがありました。ある妊婦さんが分娩室に入室中に、スタッフが準備のために退出することがあり、一人で過ごす時間が放置されているようでとてもつらかったというのです。

短時間でも妊婦さんから離れる際の声かけは重要ですし、もし離れている一瞬でもその部屋が温かい環境であれば妊婦さんの不安をいくらかは軽減できると思います。

不安いっぱいで臨むお産ではなく、妊婦さんの気持ちを前向きにさせる環境づくりが大切です。

38 壁を温かく

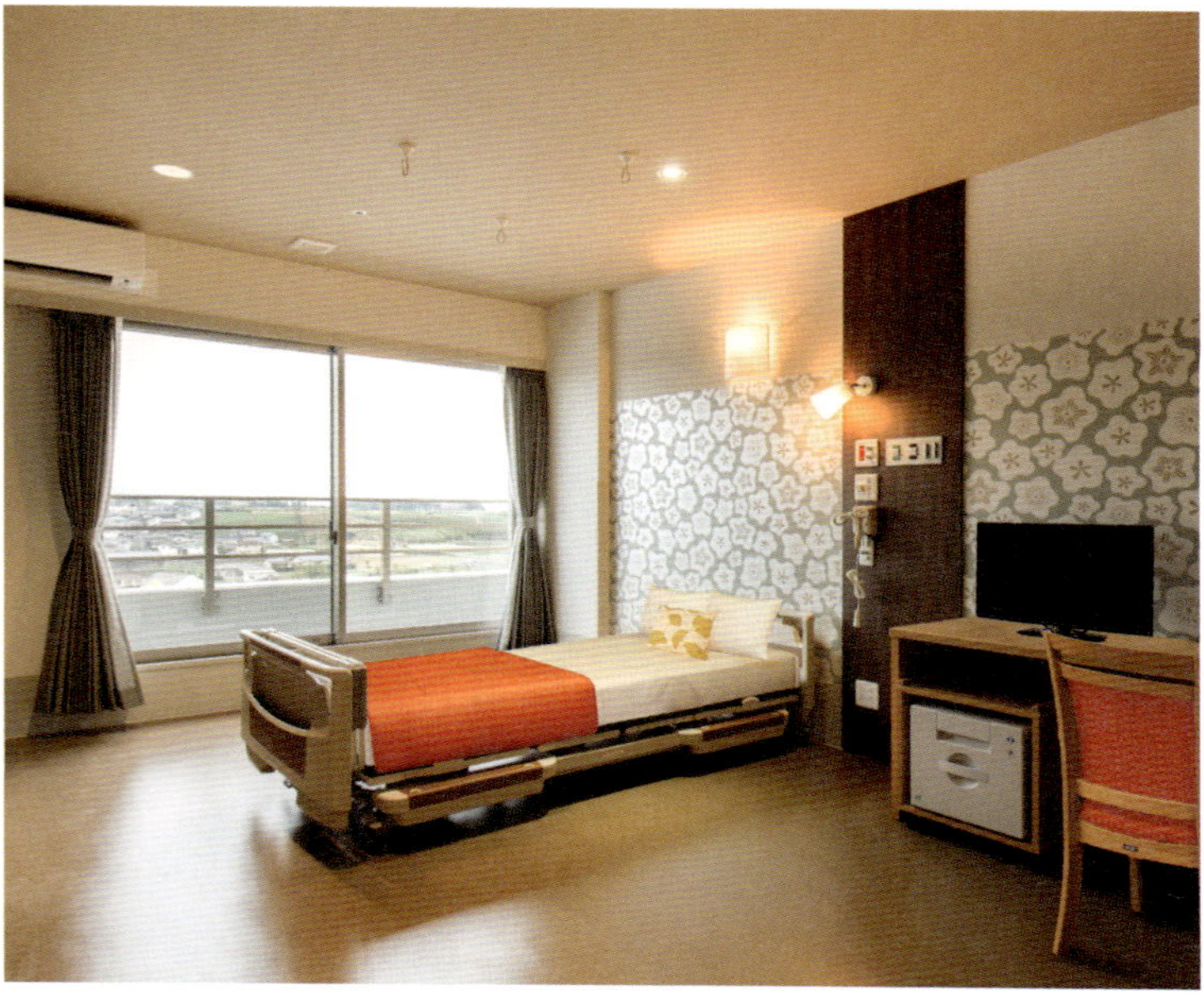

「日本」をコンセプトとした日本フロアの病室。桜をモチーフにした壁紙はやわらかく、気分を和らげてくれます。あえて天井まで張らず50cmほど天井のクロスを入れることで主張しすぎない温かさが生まれます。(姫野病院)

往々にして病室の色彩は乏しいものです。冷たく感じる病室の空間ですが、**壁の雰囲気を変えてみることで、温かく感じる病室に生まれ変わります。**

個室の場合、壁の面積が比較的大きいので、壁を暖色系の塗装やクロスで仕上げることができます。多床室の場合は、カーテンで仕切られることが多いので、患者さんが見る壁は、ベッドヘッドの面となります。そこだけでも雰囲気を変えると病室が温かいものになるのです。

〈ポイント〉 **アクセントウォール** 私が好んで使う技法です。壁をすべて同じ色にせず、一面だけ色や柄を入れることで病室のデザイン性が高まり、無機質な空間から温かい空間に変化します。

天井が高い部屋なら、クロスを貼り分ける方法も効果的です。床から腰の高さでクロスを切り替えたり、さらに上の位置で切り替えたりすると、壁に変化が生まれます。

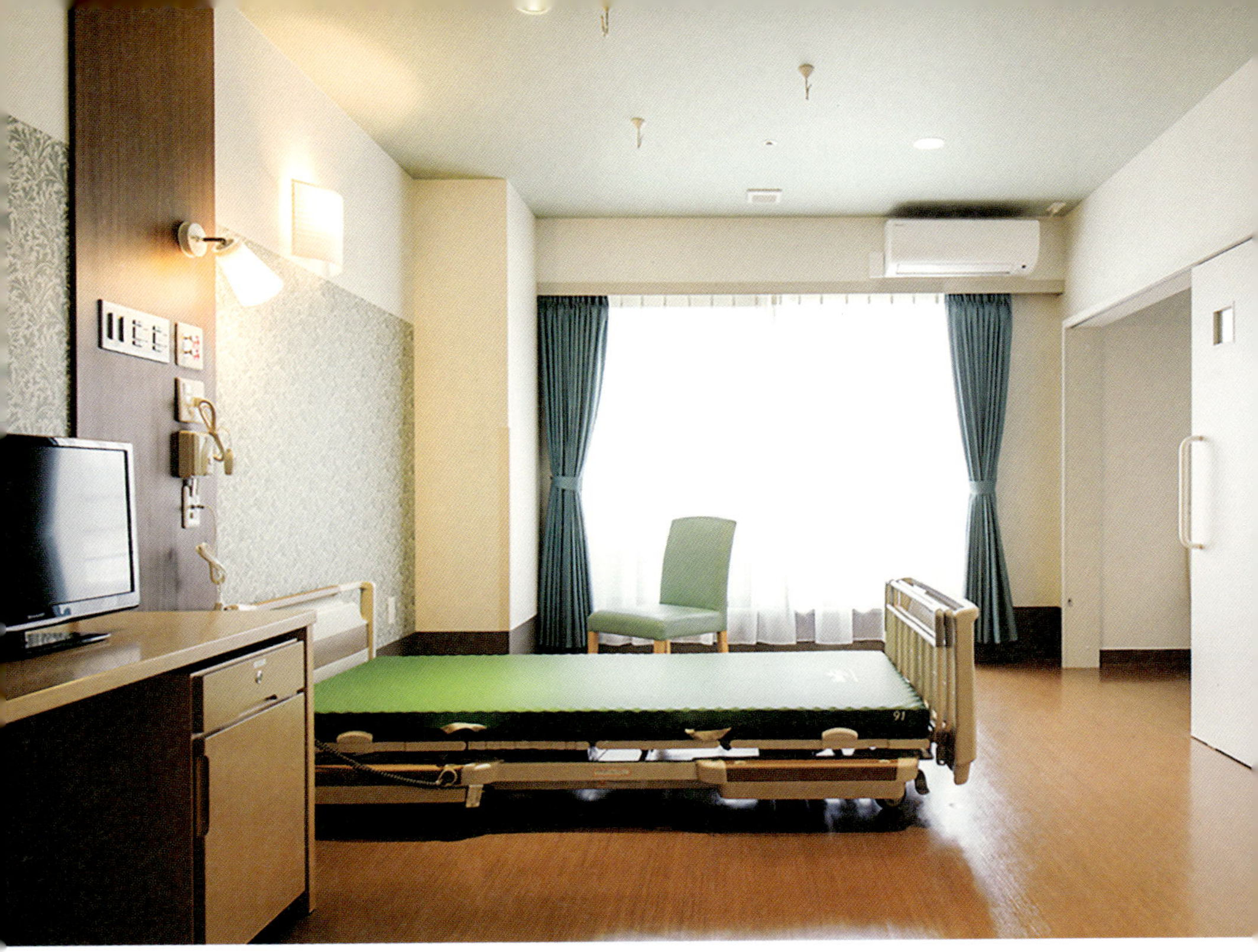

「ハワイ」をコンセプトとしたハワイフロアの病室。天井はホワイトではなく、クロスの色と合わせています。仰向けで寝ている患者さんが無機質な壁や天井を眺めなくてもよいようにという願いからです。（姫野病院）

床からの高さを何センチにするか。壁紙の一般的な幅は92センチです。貼り無駄が出ないようにするには、92の倍数センチが効率的です。

４人部屋の場合、見える壁にポイントを置きます。ベッドヘッド側には、酸素吸入機器類が頭上に配置されていたりしますが、不使用時は見えないような工夫もできます。たとえば、箱型にしてふたを閉めておけば機器は見えません。また右の写真のように、木製パネル中に機器を配置すると病室の印象が和らぎます。

〈事例〉 姫野病院ではアクセントウォールの中の１つの方法、**アクセントクロス**を採用しています。

壁のクロスに部分的に柄物を取り入れたことで、とても優しい雰囲気の病室になったと思います。

39

食欲がわく環境づくり

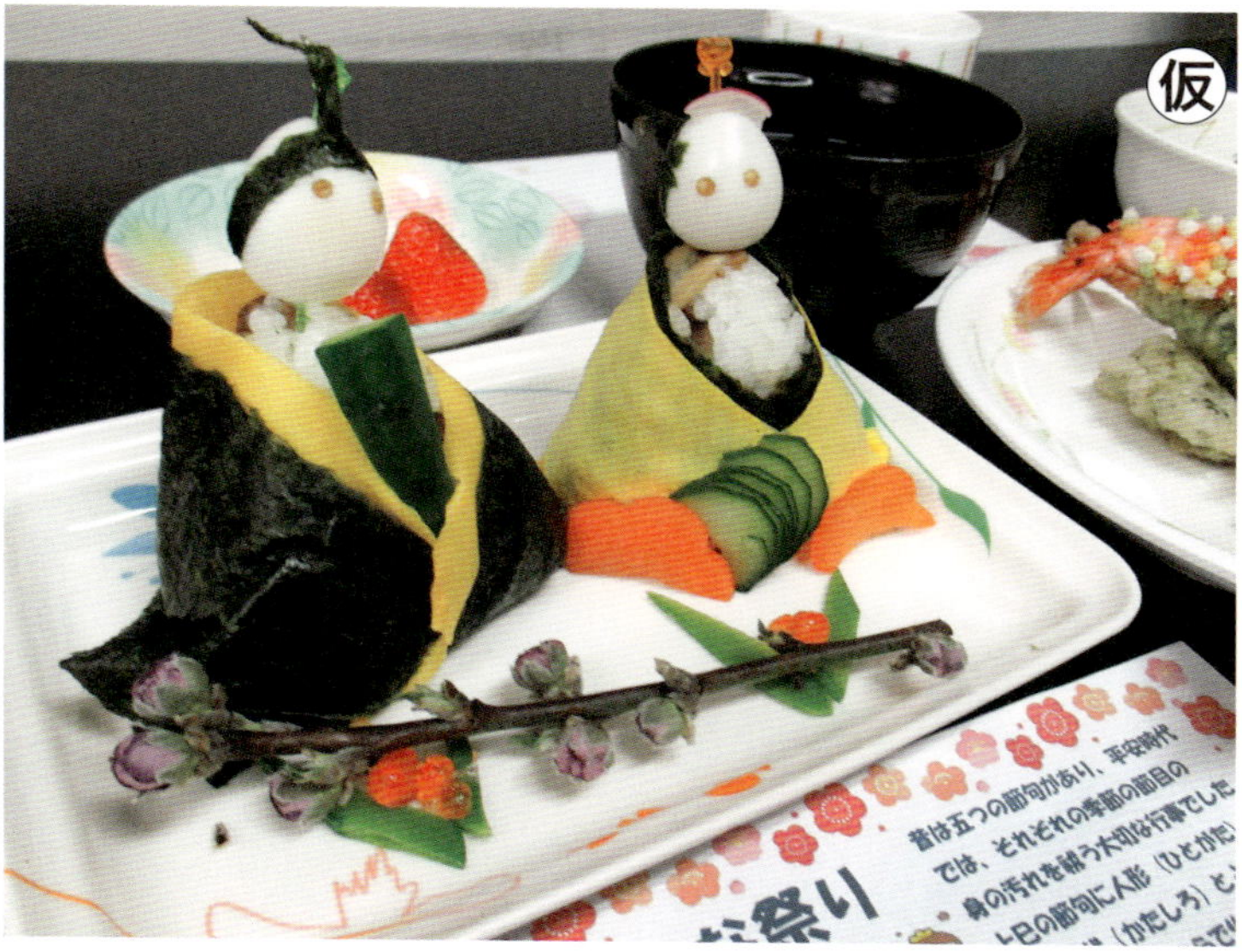

ひな祭りのランチ。メッセージカード付きのこんな食事なら食欲がわきますね。（姫野病院）

入院患者さんが口から食べる食事は、前向きに生きるために大切な要素です。食べたいと思い、食欲がわいてくるような雰囲気づくりが重要です。

病院ではほとんどの患者さんが、ベッドの上で食事をします。寝床であり、時には排泄もするベッドで食事をすることは、健常者であっても食欲がわかないと思います。まして病人がそのような環境で食欲がわくでしょうか。

本来はベッドから離れてテーブルと椅子で食事することが理想です。それが難しい場合は、病室の環境を整えましょう。

〈ポイント〉 **①オーバーテーブルのセッティング**　オーバーテーブルの上に食事トレーだけでなく、体温計や歯磨きセットを置くと乱雑に感じられます。できれば食事の際には食事トレーだけとして、テーブルクロスを掛けてみてはどうでしょうか。

テーブルクロスを敷くことで、これから

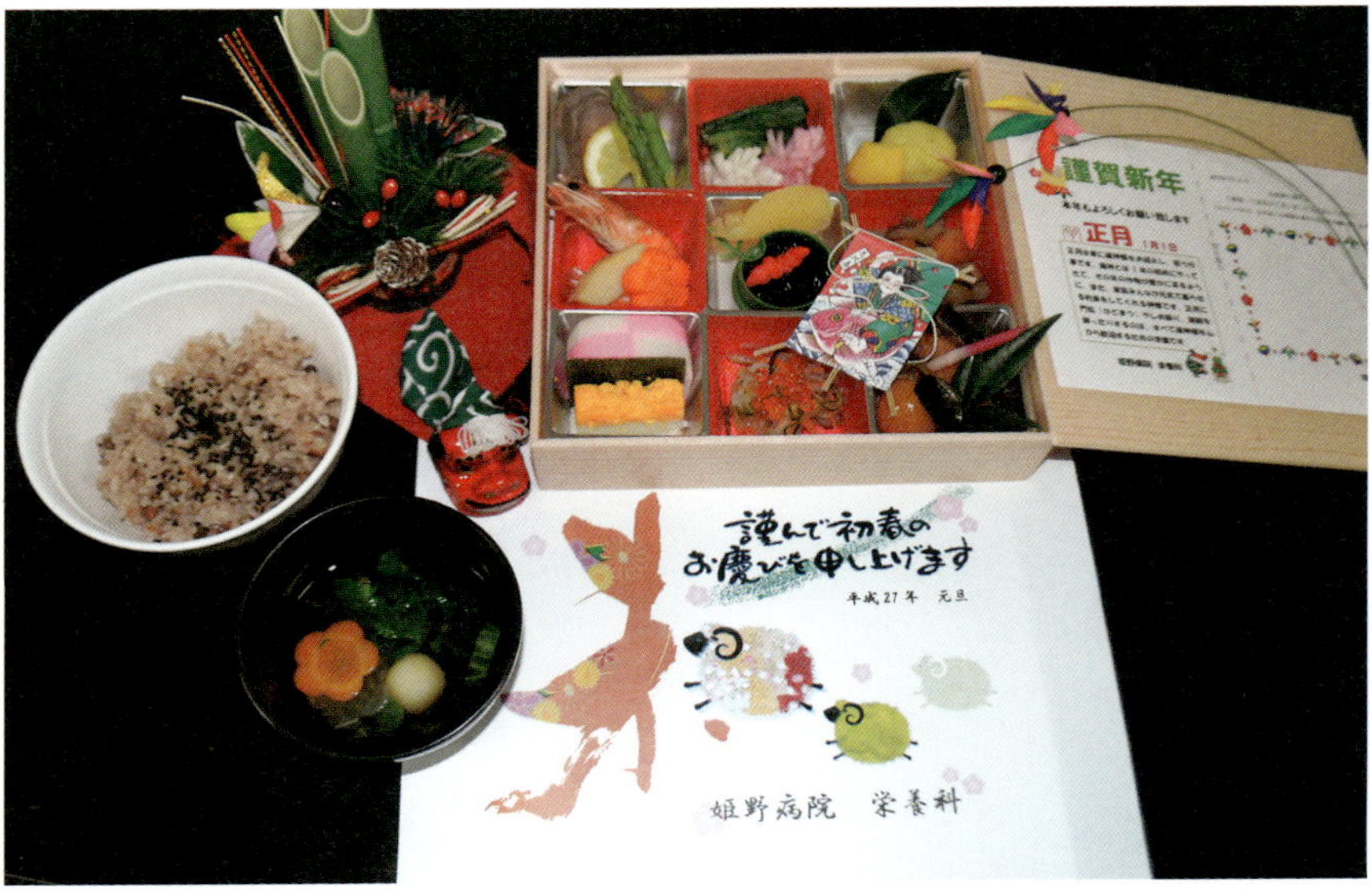
謹賀新年
正月
謹んで初春のお慶びを申し上げます
平成27年　元旦
姫野病院　栄養科

お正月の食事。食事を演出して楽しい食事になるように工夫しています。食器の美しさに加えて、季節感を出すメッセージカードは患者さんに大変喜ばれています。（姫野病院）

食事なんだという気持ちの切り替えになります。またテーブルクロスの色は、ブルーなどの寒色系より、オレンジやイエローの暖色系がよいです。**寒色系は食欲を抑える色、暖色系は食欲が増す色**だからです[※13]。

②食器のセレクト　多くの病院では無地のプラスチック食器を使っています。しかし、それでは食欲はわかないでしょう。

本来ならば陶器や漆器を使い、四季に応じた柄の変更など季節感を楽しめる演出があってもよいと思います。患者さんが食事を五感で感じて、少しでも食べてみたいと思うことが大切なのです。

現在では、ソフト食であっても様々な工夫がなされるようになっています。

そこからさらに一歩進めて、テーブルクロスや食器など食事における環境に気を配り、患者さんの回復への手助けにしたいものです。

40 雨の日も楽しくなる未来の傘立て

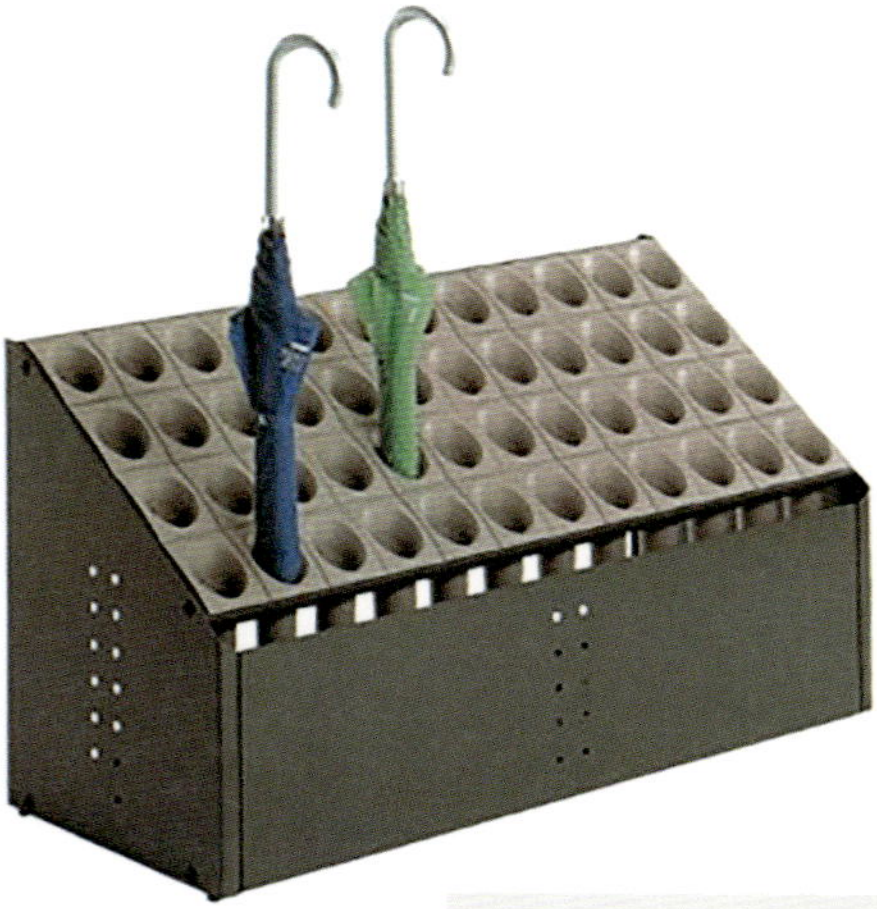

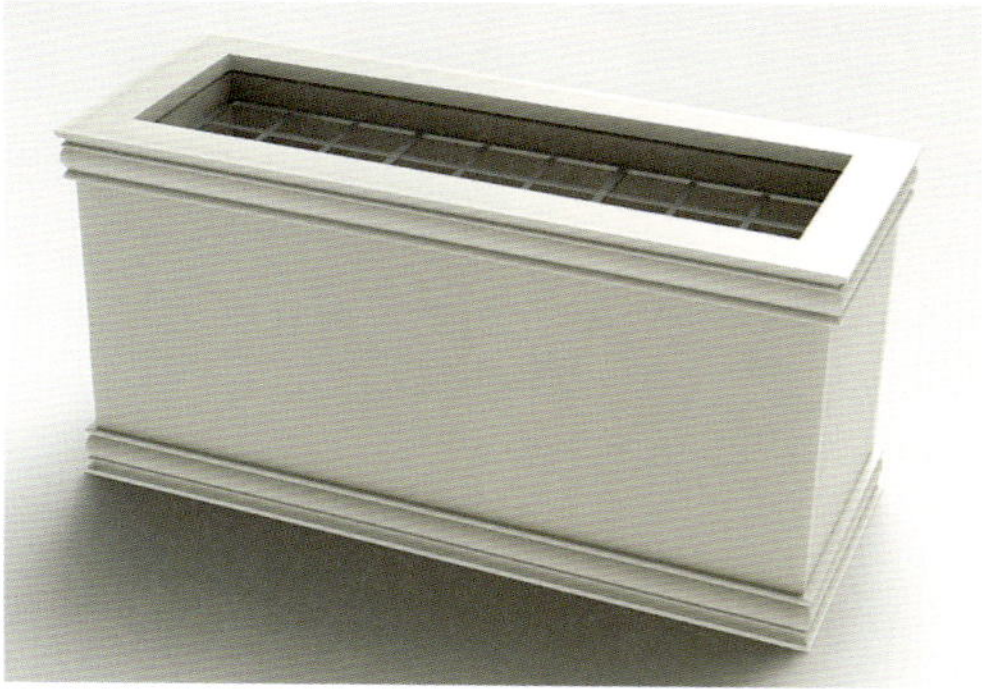

このような傘たてのカバーをつけると傘たてがエレガントに早変わりします。（傘たてカバー：株式会社オリバー）

誰しもが傘立てというものを、普段はあまり意識したことはないと思います。しかし、傘立てには意外に悩みがあります。

施設でよく使われている傘を差して鍵をかける傘立ては、鍵の紛失、鍵をうっかりと持ち帰る、傘を置き去りにする、などの問題がおこります。

また傘立てが小さければ、他人の傘とくっついて取り出しにくい、濡れる、などの問題がおこります。

こうした問題のためか、最近では傘をそもそも預からない施設もあります。前述の問題も一挙に解決ではありますが、病気でつらい人や高齢者、体力のない人が施設内で傘を持ち歩くのは負担です。傘を入れるビニール袋も必要ですので、施設の廃棄物が増えるというデメリットもあります。

そこで施設の傘立てとして採用すれば便利な商品と、私がいま構想中の「夢の傘立てマシン」を紹介します。

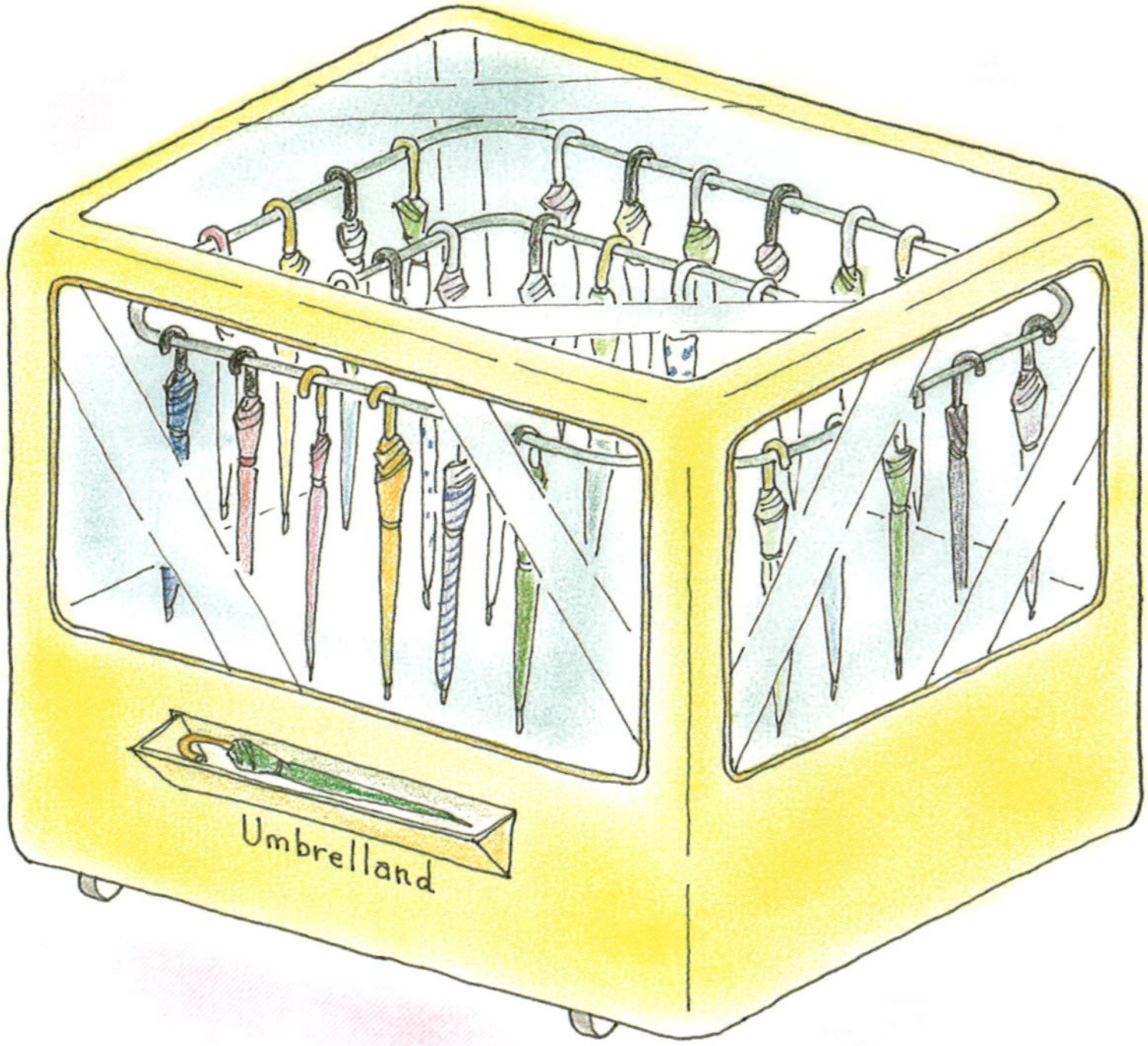

自動乾燥機能付き傘預かりマシンのアイデアスケッチ。(仮称:アンブレランド)

〈事例〉 ①雨の日だけオープンする傘立て

壁から出てくる忍者屋敷のような傘立てで、玄関先がとてもスッキリします。

②1本1本が自立できる傘立て　誰の傘なのかわからない他人の傘と接触しない1本1本が自立した傘立て。段がついているので自分の傘を捜しやすくもなります。

〈アイデア〉 自動乾燥機能付き傘預かりマシン　商品化したいと考えているマシンですがこんなアイデアはいかがでしょう。自動販売機くらいの大きさで、濡れた傘をマシンの挿入口に入れると、自動乾燥が始まります。傘が乾くとガラス張りのマシン中央部に送り出されます。

ぐるぐる観覧車の様に傘が回っている様子が見え、子どもたちも喜ぶと思います。帰りは自動認証により自分の傘が取出し口から出てくる仕組みです。病院や商業施設などにあれば、雨の日も楽しいと思いませんか?

リフォーム前の問題点

1 棚板だけの収納。物品が雑然と見えていました。
2 壁紙が経年劣化しており、貼り替えの時期でした。

41 高齢者施設のトイレ

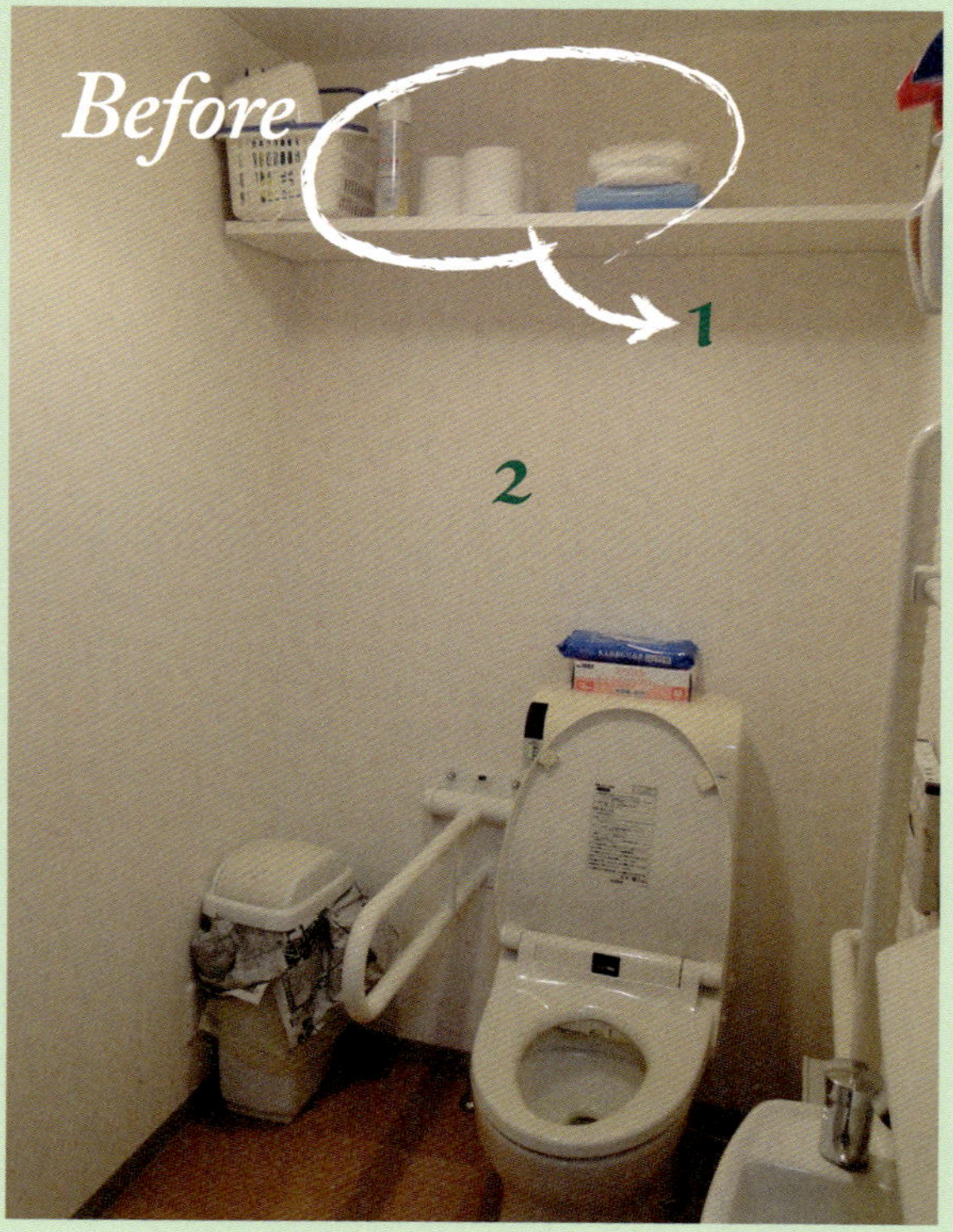

リフォームのコンセプト

★リラックスした環境の中で排泄を促し、スタッフにとっても心地よい。

・収納棚をつくりかえ、収納量をアップ。
・貼り替える壁紙は、色彩豊かに。

工夫したポイント

1 オムツや掃除用具等が見えていたので、扉付きの収納にしてスッキリさせました。
2 よく使う手袋はすぐに取り出せるように、箱ごと入る取り出し口だけ常に開いている収納に。
3 介助に必要なスペースを確保するため吊戸棚は邪魔にならない位置に。
4 壁紙は気持ちが穏やかになるようパステルピンクに。拭きやすく破れにくいハードタイプでかつ抗菌仕様の壁紙を使用。
5 ゴミ箱、便器掃除ブラシなどの小物の色もそろえて統一感を出しました。

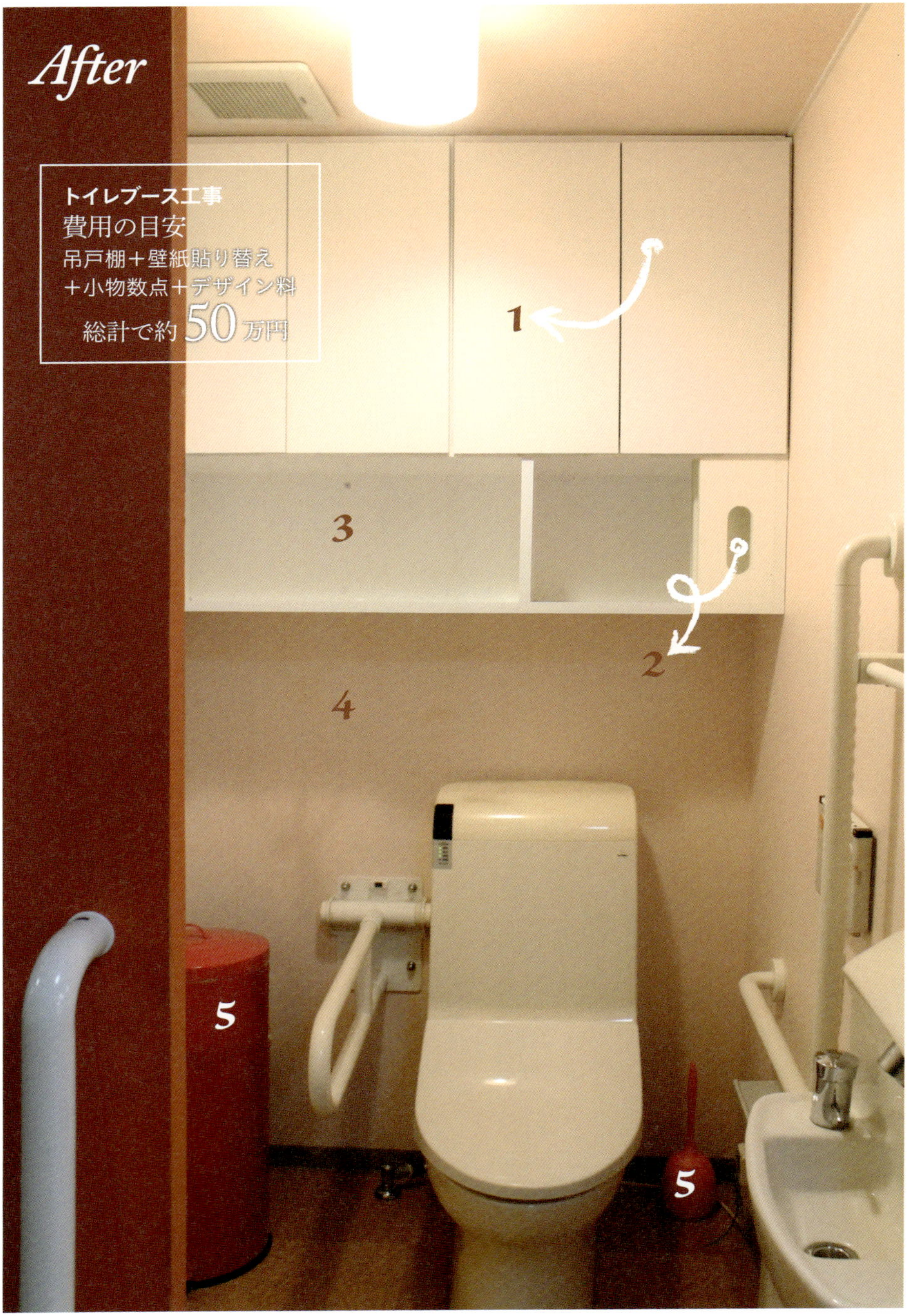
After
トイレブース工事
費用の目安
吊戸棚＋壁紙貼り替え
＋小物数点＋デザイン料
総計で約50万円
1
2
3
4
5
5

42 高齢者施設の洗面所

リフォーム前の問題点

1 洗面台の周りに歯ブラシや歯磨き粉が置かれて雑然としていました。
2 利用者が、自分の歯ブラシ、歯磨き粉が区別しにくくなっています。

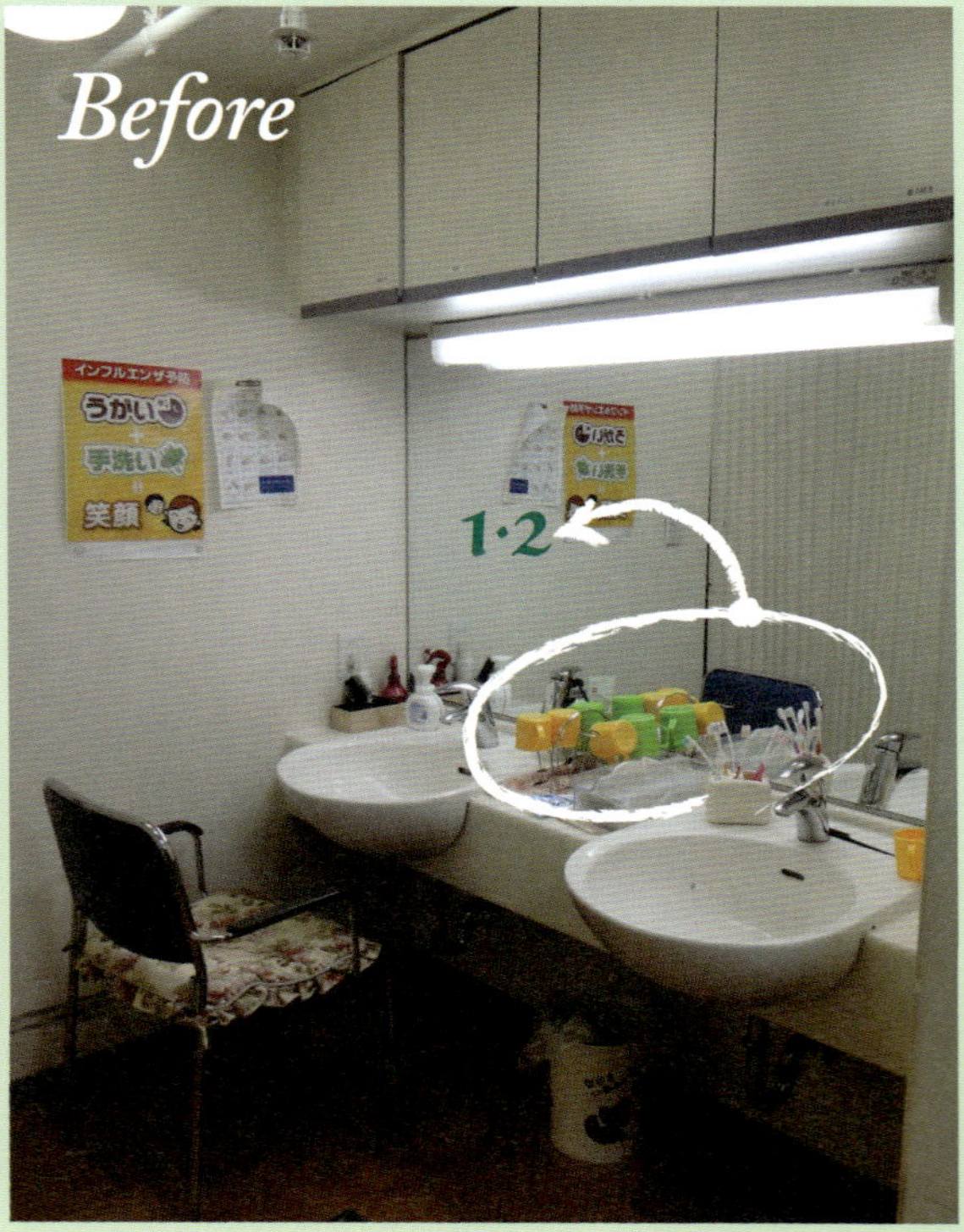

リフォームのコンセプト

★洗面台の周りをスッキリさせる。
★歯磨きタイムが楽しいものになるようにする。
・収納棚をつくり歯ブラシと歯磨き粉を収納できるように。
・収納棚の色を変え利用者が自分の色と認識できるように。

工夫したポイント

1 収納棚に歯ブラシと歯磨き粉をコップに入れた際のサイズを測定・検証。
利用者の人数分だけユニットを設け、自分の棚がひと目でわかるように色分け。
歯ブラシと歯磨き粉だけでなく入れ歯ケースも入るように。
2 洗面コーナーと認識しやすくするため、壁をブルーで塗装。収納棚の色とコーディネートしました。

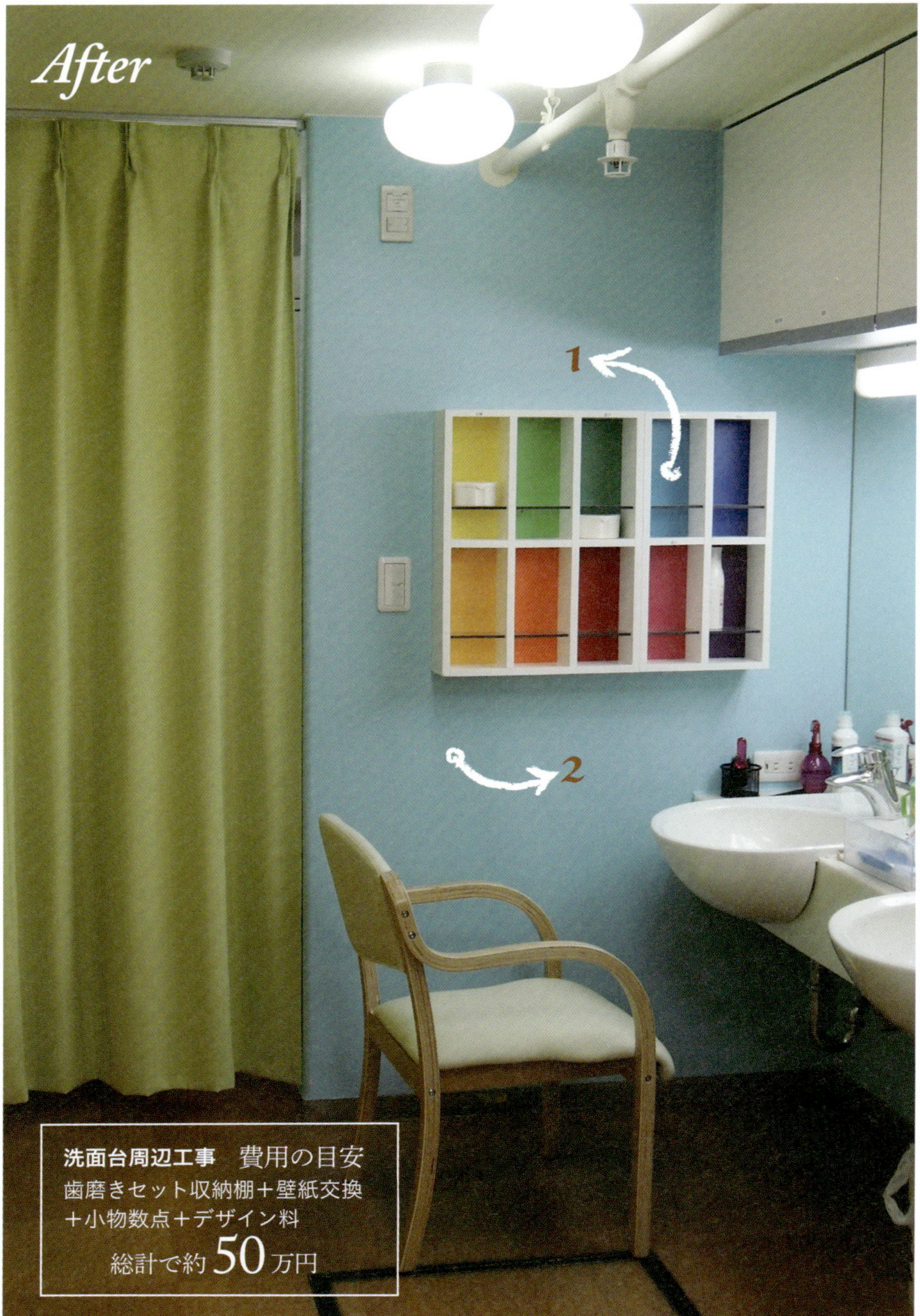

洗面台周辺工事　費用の目安
歯磨きセット収納棚＋壁紙交換
＋小物数点＋デザイン料
総計で約 50 万円

リフォーム前の問題点

1 施設利用者の作品が乱雑に展示されていました。
飾る場所がないので、壁にセロテープで貼り付けただけという展示でした。

43

高齢者施設で作品を美しく展示する

リフォームのコンセプト

★利用者の作品はアートとして大切に扱う。
・壁面で飾れるスペースを明確につくる。
・額縁に入れて大切に展示する。

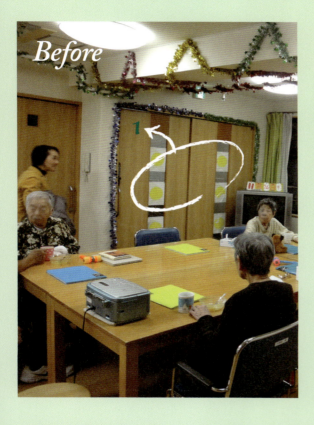

工夫したポイント

1 壁面にマグネットで止められる壁紙を使用。画鋲やセロテープでとめなくても美しく展示できるようにしました。
2 作品を飾る位置を統一。額縁を用いて１人ひとりの作品をきれいに見せました。
3 展示スペース（マグネット壁紙）と、普通の壁紙の境界がわかるように色彩を変えました。

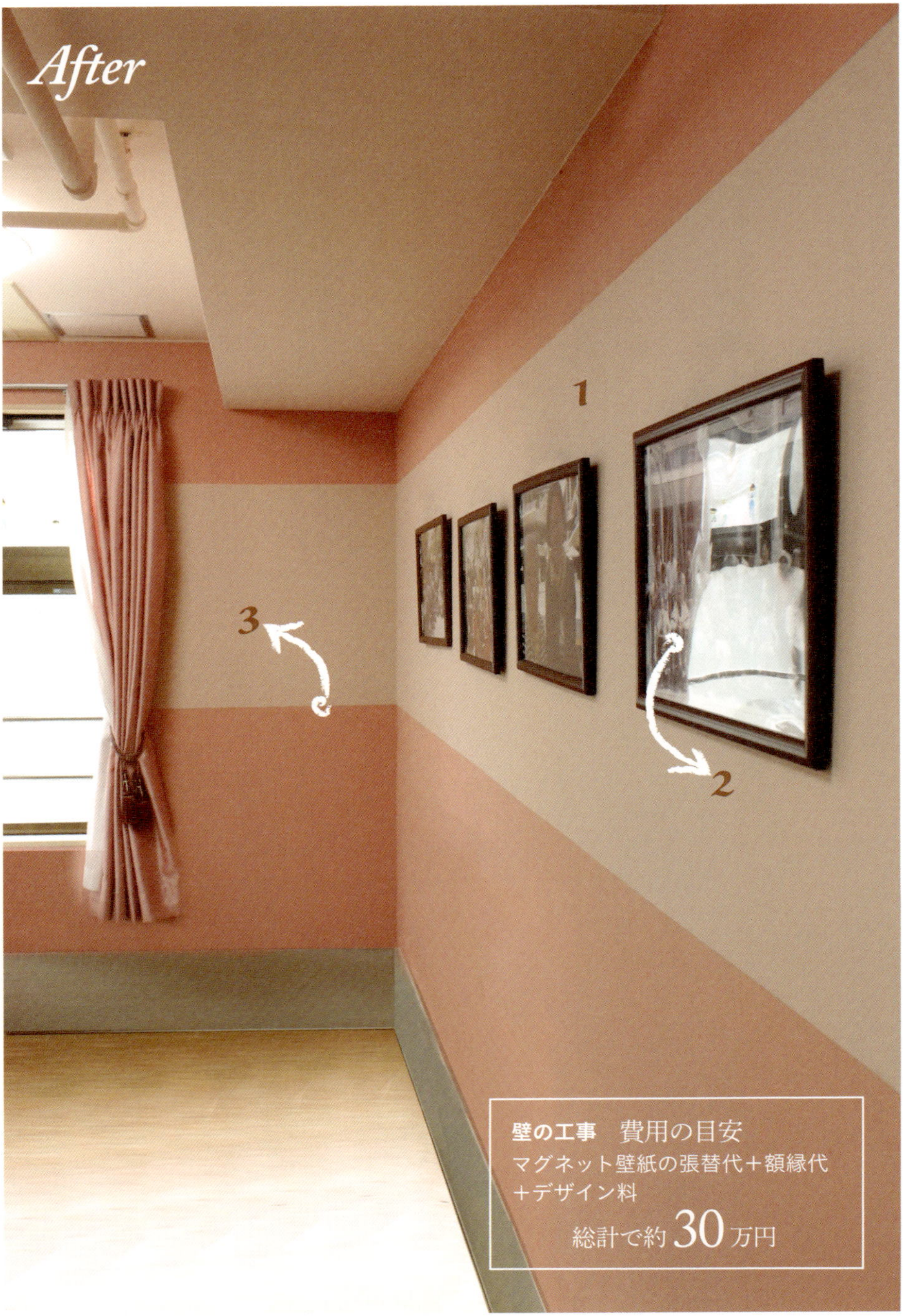
After
1
3
2
壁の工事　費用の目安
マグネット壁紙の張替代＋額縁代
＋デザイン料
総計で約30万円

44

レントゲン室がリゾート空間に変貌

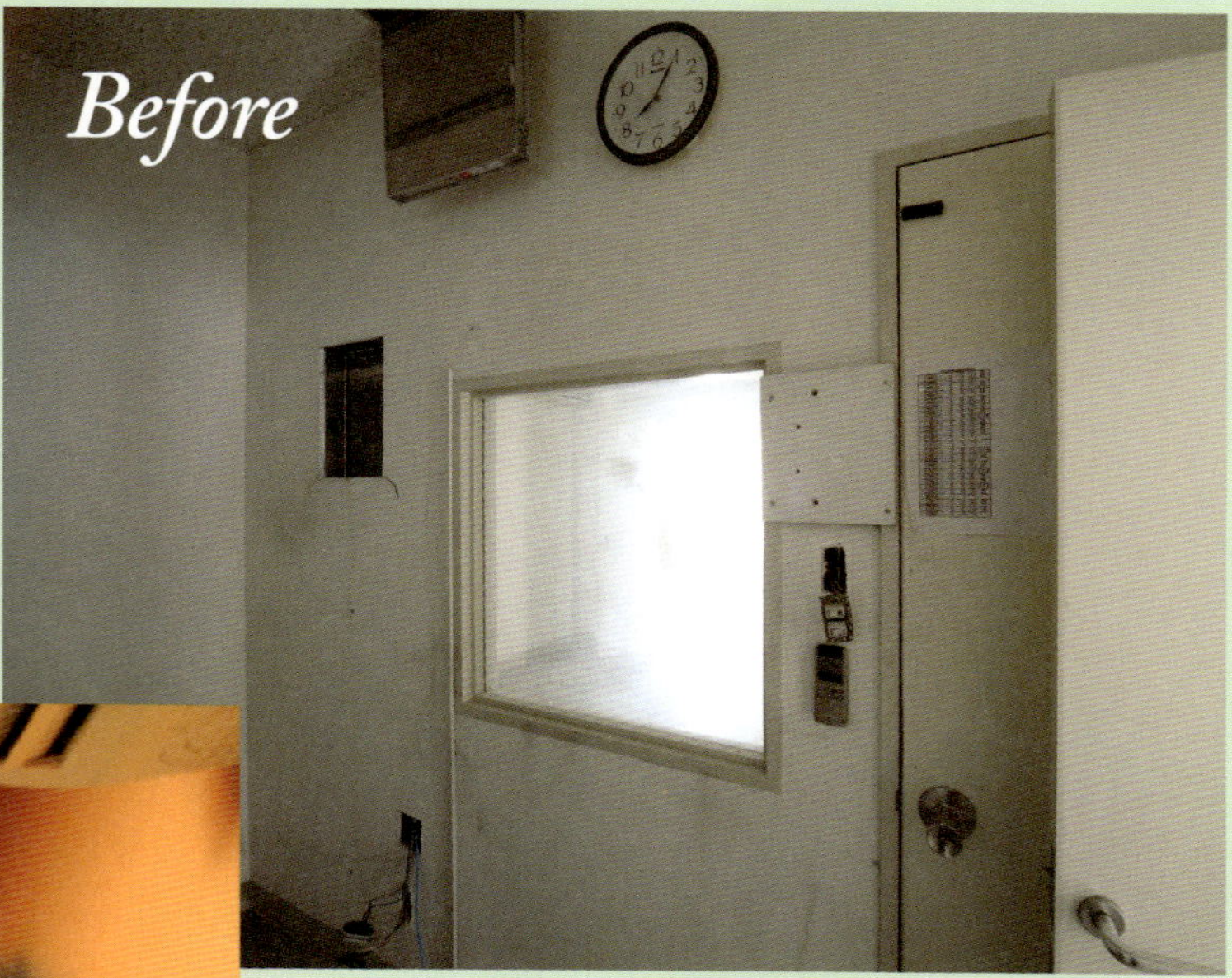

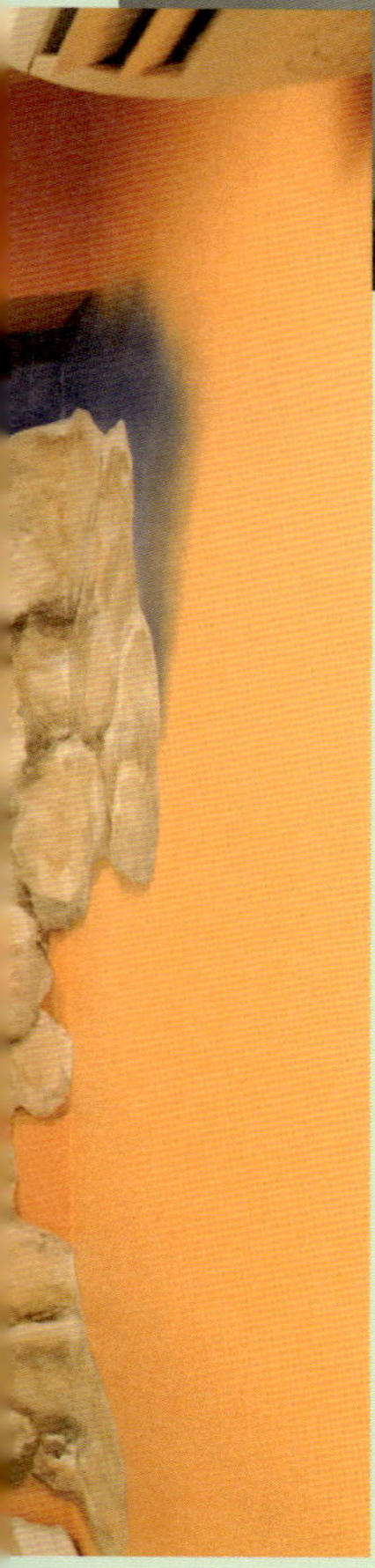

リフォーム前の問題点

1 白い壁面に機械が設置され、殺風景でした。

2 患者さんが1人になる空間であり、恐怖感、孤独感を持たれる人もいます。

リフォームのコンセプト

★レントゲン室をリゾート空間に。

・部屋で1人になってもリゾート環境が患者さんの不安を解消します。

工夫したポイント

1 患者さんがレントゲン室に入った瞬間に気持ちが和むような色彩（イエロー）で全体を包みました。

2 レントゲン照射の最中に目線が行く壁に、海の絵を手描きで入れました。

3 患者さんが、海辺で横になっているようなイメージでデザインしました。

・地中海の海をテーマに、プロの画家に発注しました。

・壁にペインティングでアートを描くと、どの部屋にも対応できます。

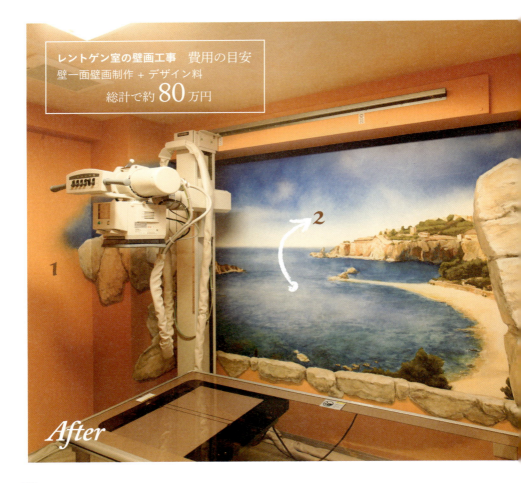

45

点滴室を癒やしの空間に

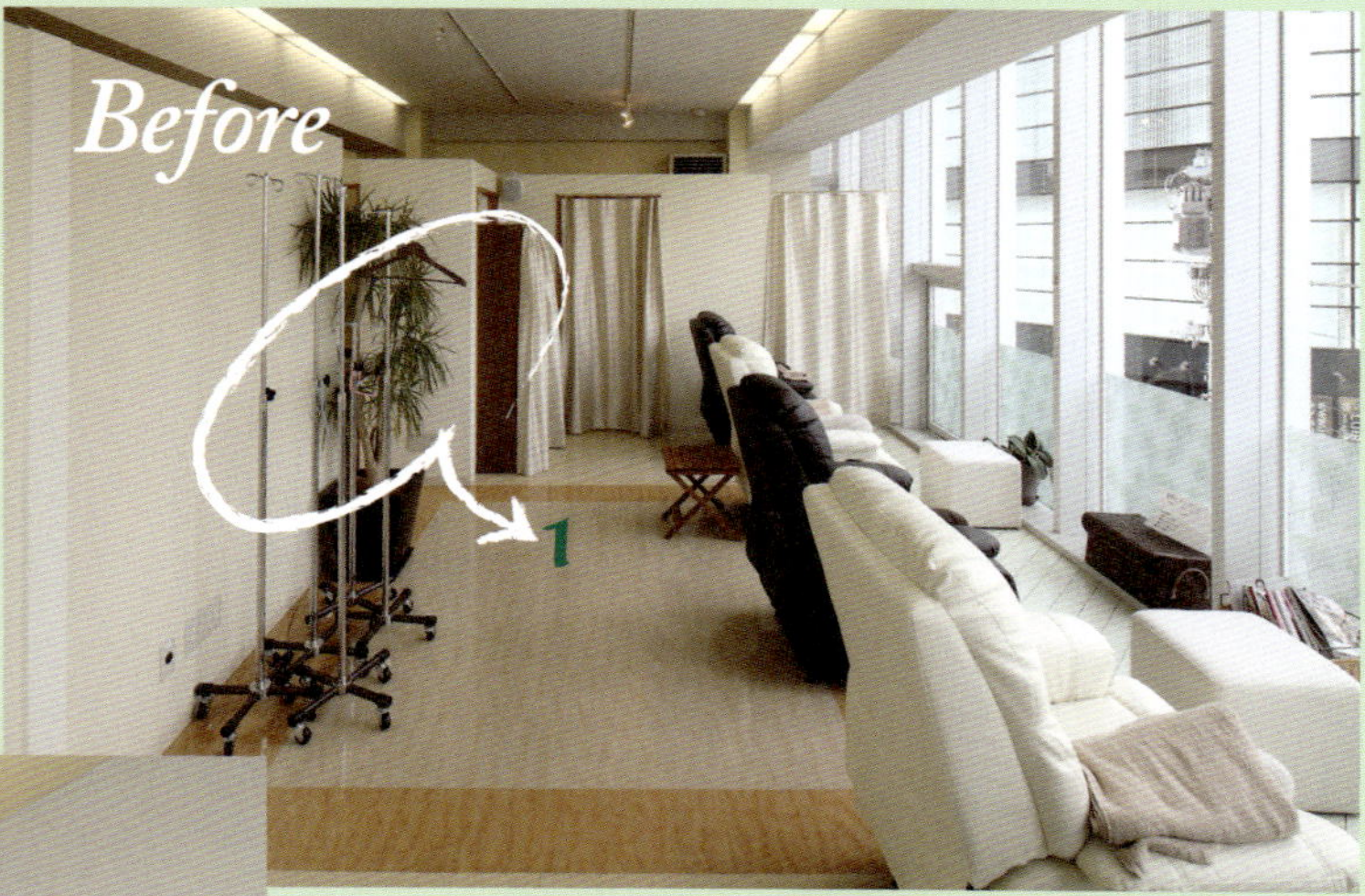

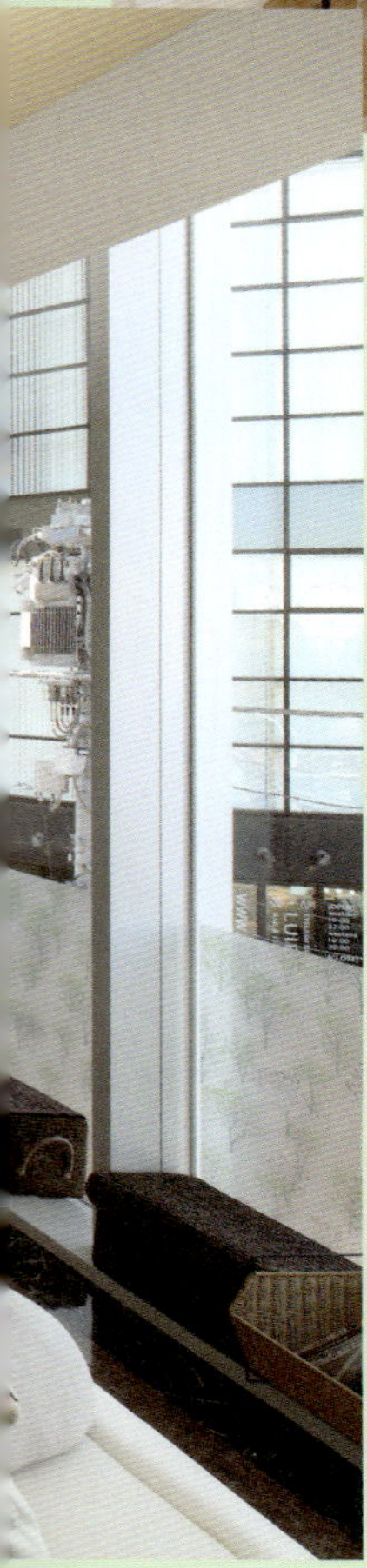

リフォーム前の問題点

1 ハンガーラックの置かれ方など、もうひとつまとまりがない点滴室の雰囲気でした。

2 室内を癒やしの空間にして患者満足度を上げたいという要望がありました（皮膚科クリニック）

リフォームの
コンセプト

★緊張感を和らげ、リラックスして点滴できるような雰囲気づくり

・アートを使用する。

・床、ソファ、カーテンの色彩を統一する。

工夫したポイント

1 比較的安価な方法でコンセプトを実現できるようにしました。色彩はブラウンをベースに床を仕上げ、バイオレットをポイントカラーに。

2 ソファとアート、カーテンの色彩を統一し、まとまりのある空間に。これは海外でも人気のある3分割スタイルです。アートは高額な作品である必要もなく、空間にマッチすればポスターでもOKです。

3 よく使われるカーテンレールや吊レールではなく、デザイン性のあるポール式のカーテンレールで雰囲気を演出しました。

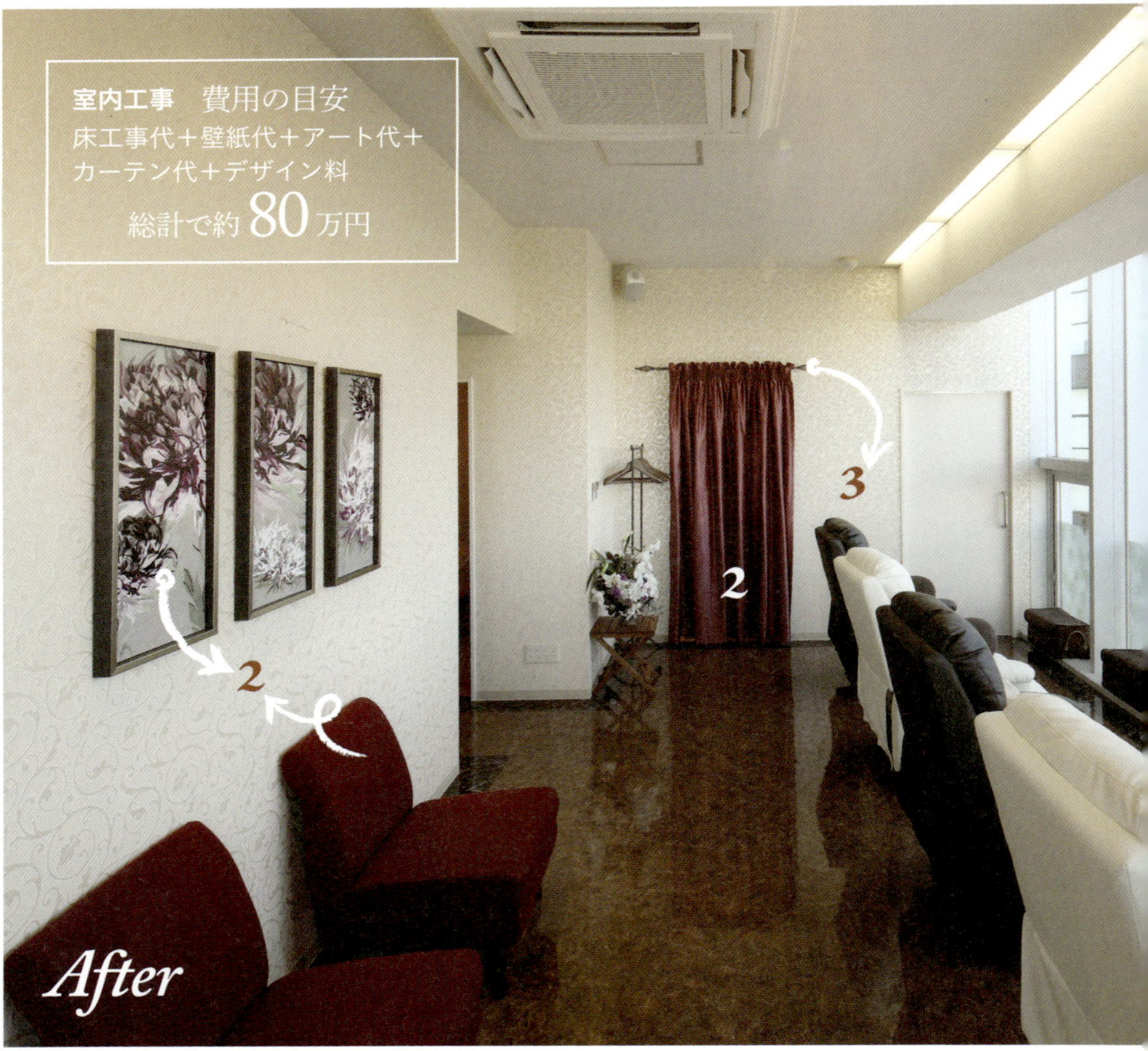
室内工事　費用の目安
床工事代＋壁紙代＋アート代＋
カーテン代＋デザイン料
総計で約80万円
2
2
3
After

46

待合室をリラックス空間に

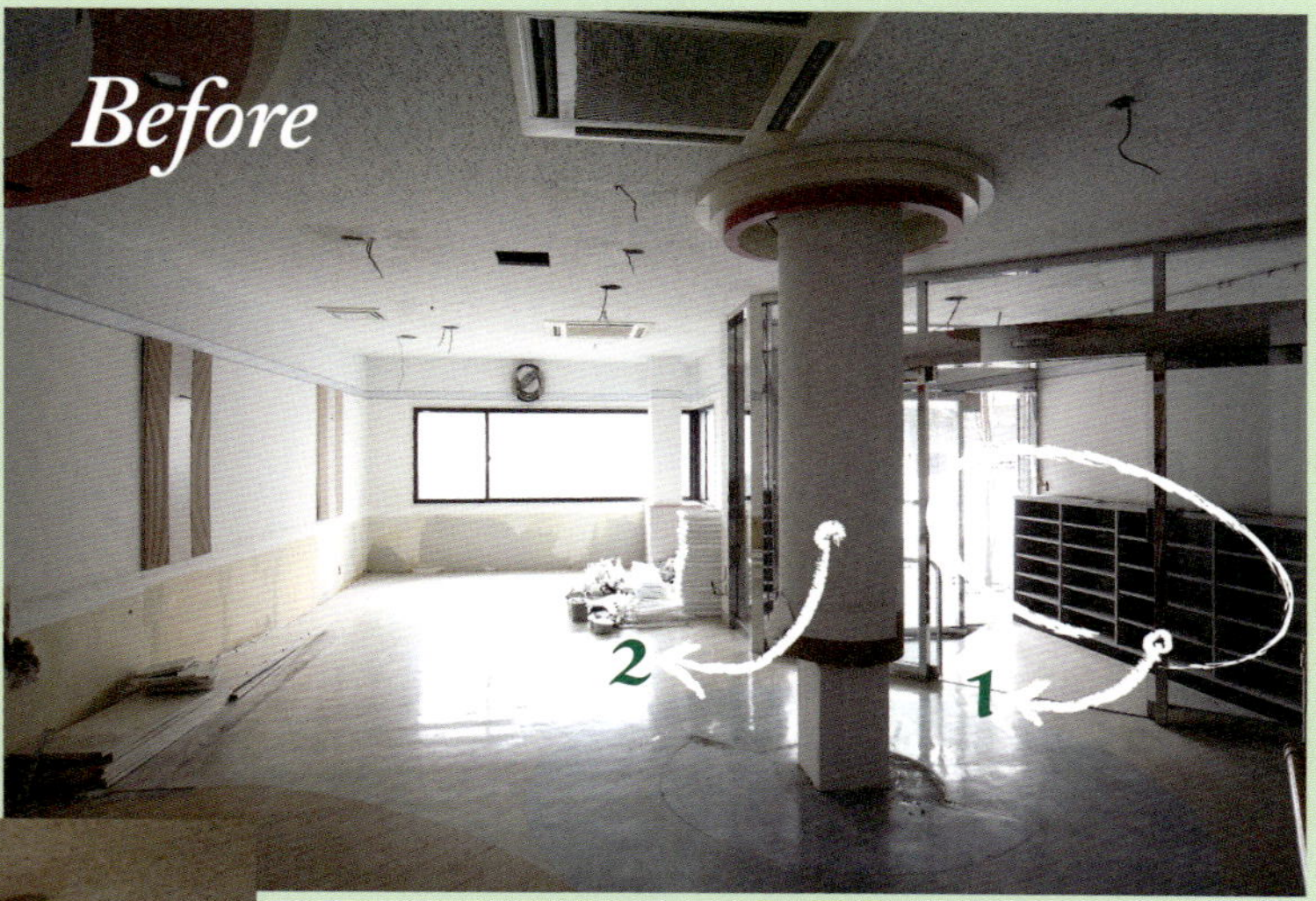

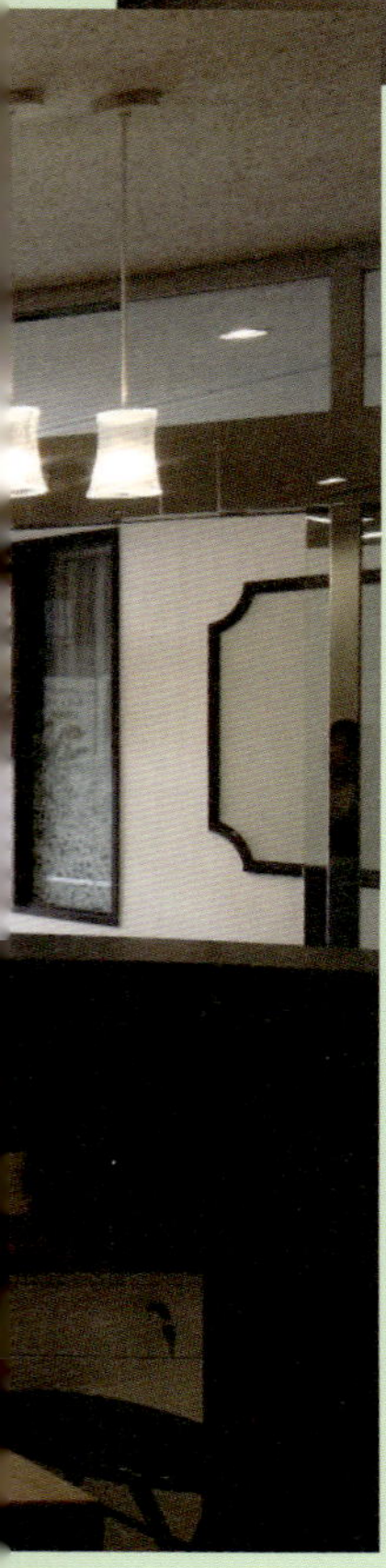

リフォーム前の問題点

1 スリッパに履き替えるので、下駄箱や靴脱ぎにスペースをとられていました。

2 柱の存在が大きく、患者さん動線で邪魔に感じられました。

リフォームの
コンセプト

★リラックスした気分で待ち時間を過ごせる待合室にする。

★患者さんに緊張感を感じさせない。

工夫したポイント

1 下駄箱をなくし、土足で入るスタイルに。
2 家具の高さを統一。低めにラインを見せることで部屋を広く感じさせました。
3 間接照明と絵画に当てるダウンライト。空間にメリハリをつけました。
4 柱の存在感を消すために、植物柄の壁紙を貼ってガーデンのような印象にしました。
5 窓辺の印象を優しくするために、ローマンシェードにしました。
6 色彩を統一。ブラウンをベースに淡いパープルとベージュでコーディネート。

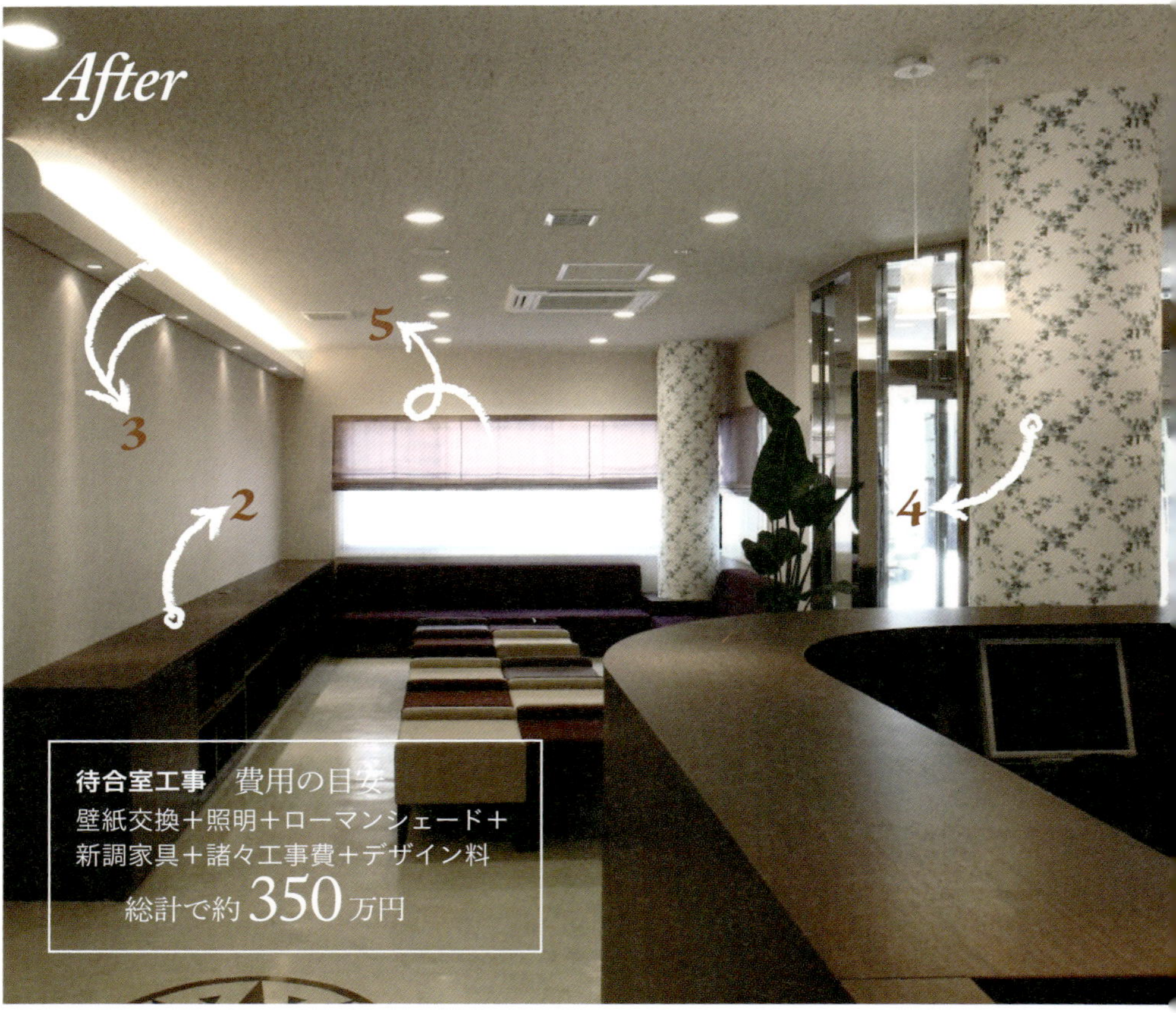
After
5
3
2
4
待合室工事　費用の目安
壁紙交換＋照明＋ローマンシェード＋
新調家具＋諸々工事費＋デザイン料
総計で約350万円

47

建物外観のリニューアル

リフォーム前の問題点

1 産婦人科のクリニックから、内科クリニックに変身。イメージチェンジする。
2 以前の建物は入り口がわかりにくく、患者さんが入りづらいと感じられました。
3 内科、リハビリテーション、デイケアという多様な機能を持ったクリニックを、地域の人にその存在を知ってもらい、身近に感じてほしいという理事長の想いがありました。

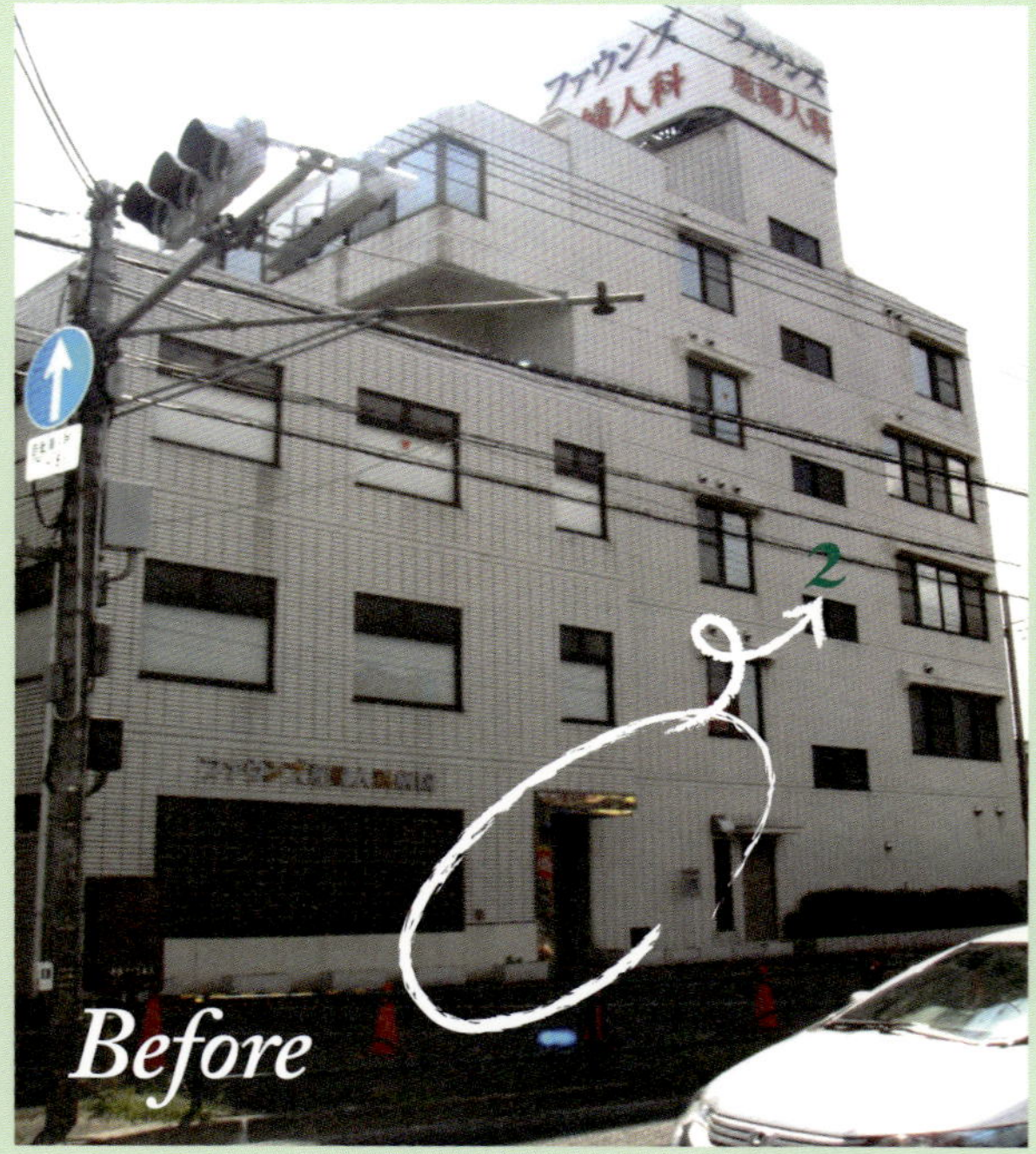

リフォームのコンセプト

★新しいクリニックが誕生したことを地域に知ってもらうためにも外壁の色彩を変えて「地域の人に愛されるクリニック」を表現する。
★初めての患者さんでも入ってみたくなる病院の顔づくり。
★クリニックの緊張感をなくしプチホテルのようなイメージづくり。

After

建物外観工事　費用の目安
工事費＋デザイン料
総計で約 500 万円

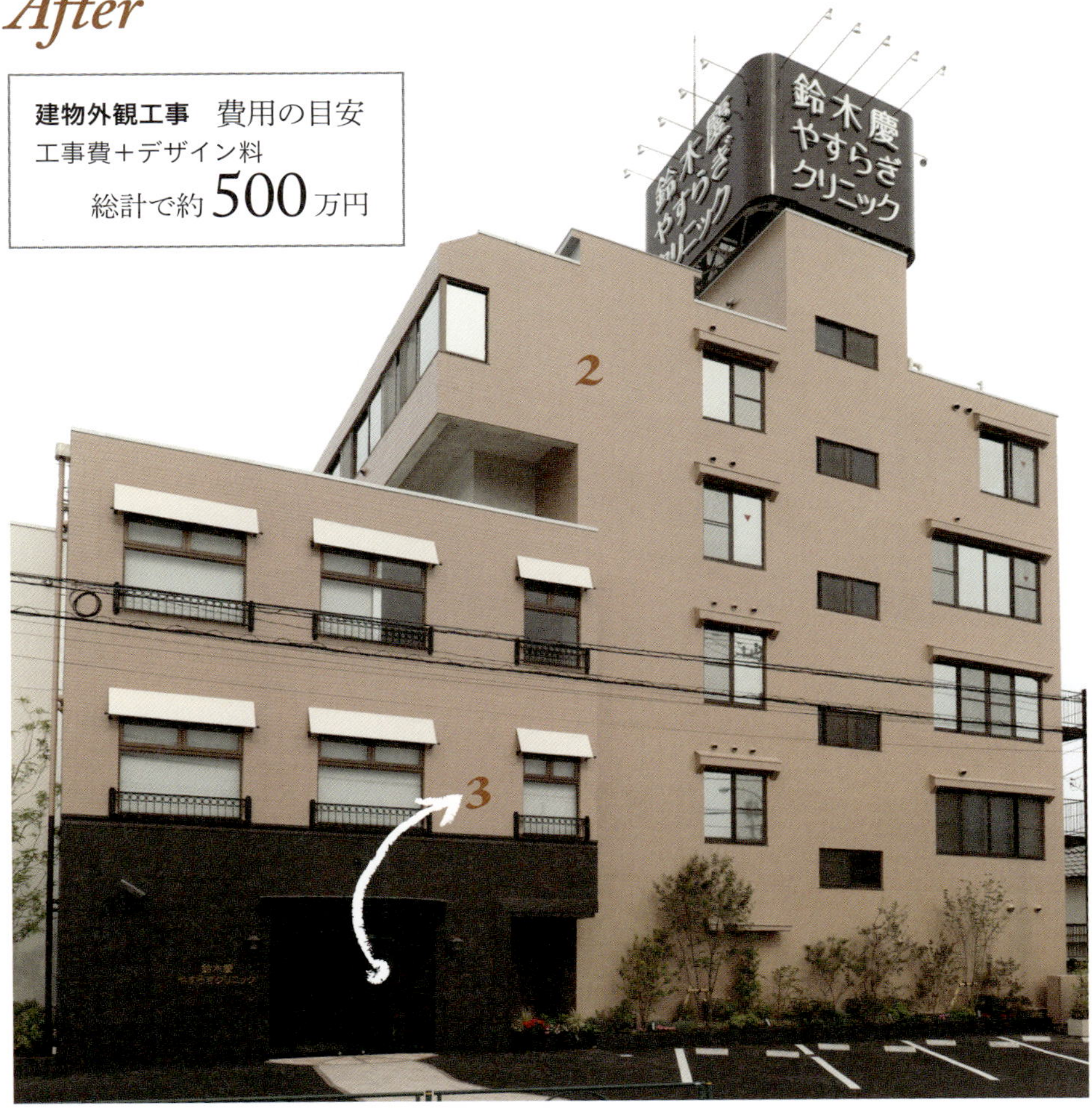

工夫したポイント

1 道路からアプローチ（道）をつくり、入り口をわかりやすくしました。

2 地域の人に愛される存在感を示すため外壁の色を温か味のあるベージュとしました。

・既存のタイルの上から塗装することで比較的安価にイメージチェンジできました。

3 入り口にランタンやキャノピーを使って、おしゃれな雰囲気を演出しました。

48

楽しくなる階段へ

リフォーム前の問題点

1 スタッフはエレベーターを使用せず、階段を日常的に使っています。1日に何度も上り下りする階段が殺風景だと気分が沈みます。

2 リハビリにも使用する階段にもしたいというリクエストがあり、白い殺風景な階段をイメージチェンジしました。

リフォームのコンセプト

★上るのが楽しくなるような階段にする。
（世界のあいさつで）

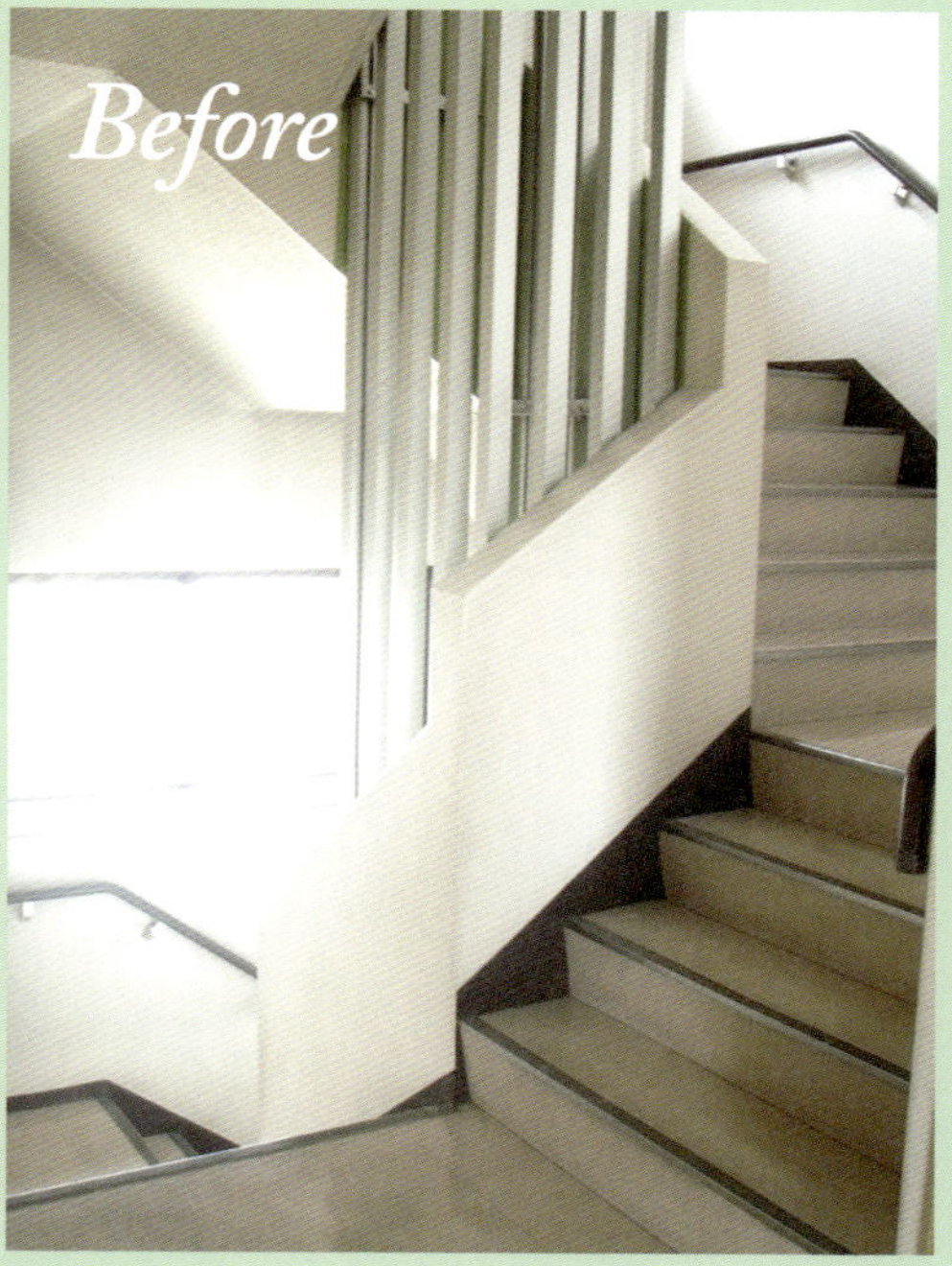

工夫したポイント

1 階段の蹴上げ部分に世界の挨拶の言葉を描きました。それを見た人は楽しみながら上段へと導かれます。

・世界の挨拶の言葉は、カッティングシートで簡単に貼り付けられるようにしました。

2 階段の床シートを明るい色に張り替えました。ノンスリップ（すべり止め）を赤にして目立たせることでアクセントにもなり、階段でつまずきにくくなります。

3 壁をシックな大人のイメージの色で塗りました。

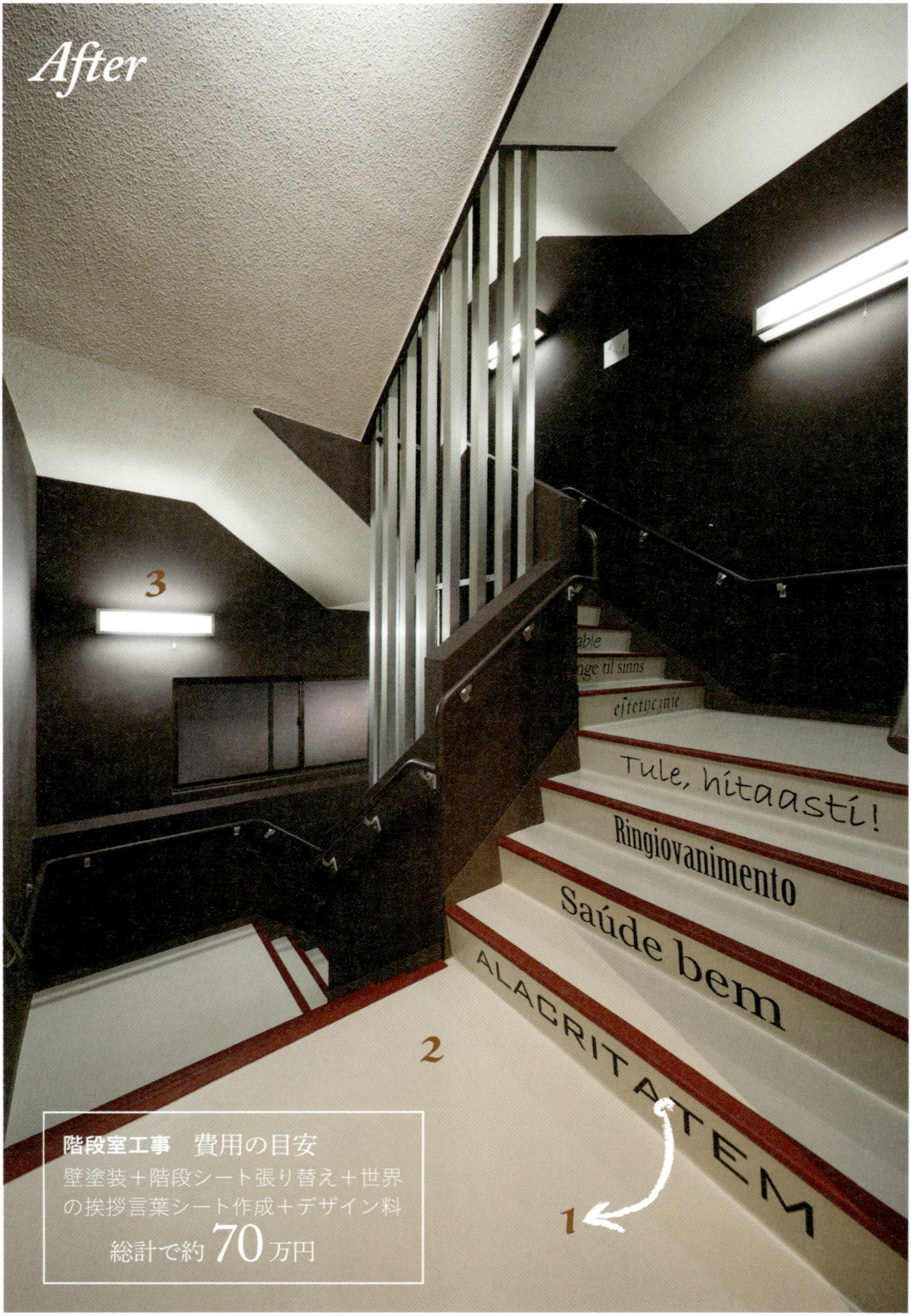

階段室工事　費用の目安
壁塗装＋階段シート張り替え＋世界の挨拶言葉シート作成＋デザイン料
総計で約 70 万円

49

心地よい診察室へ

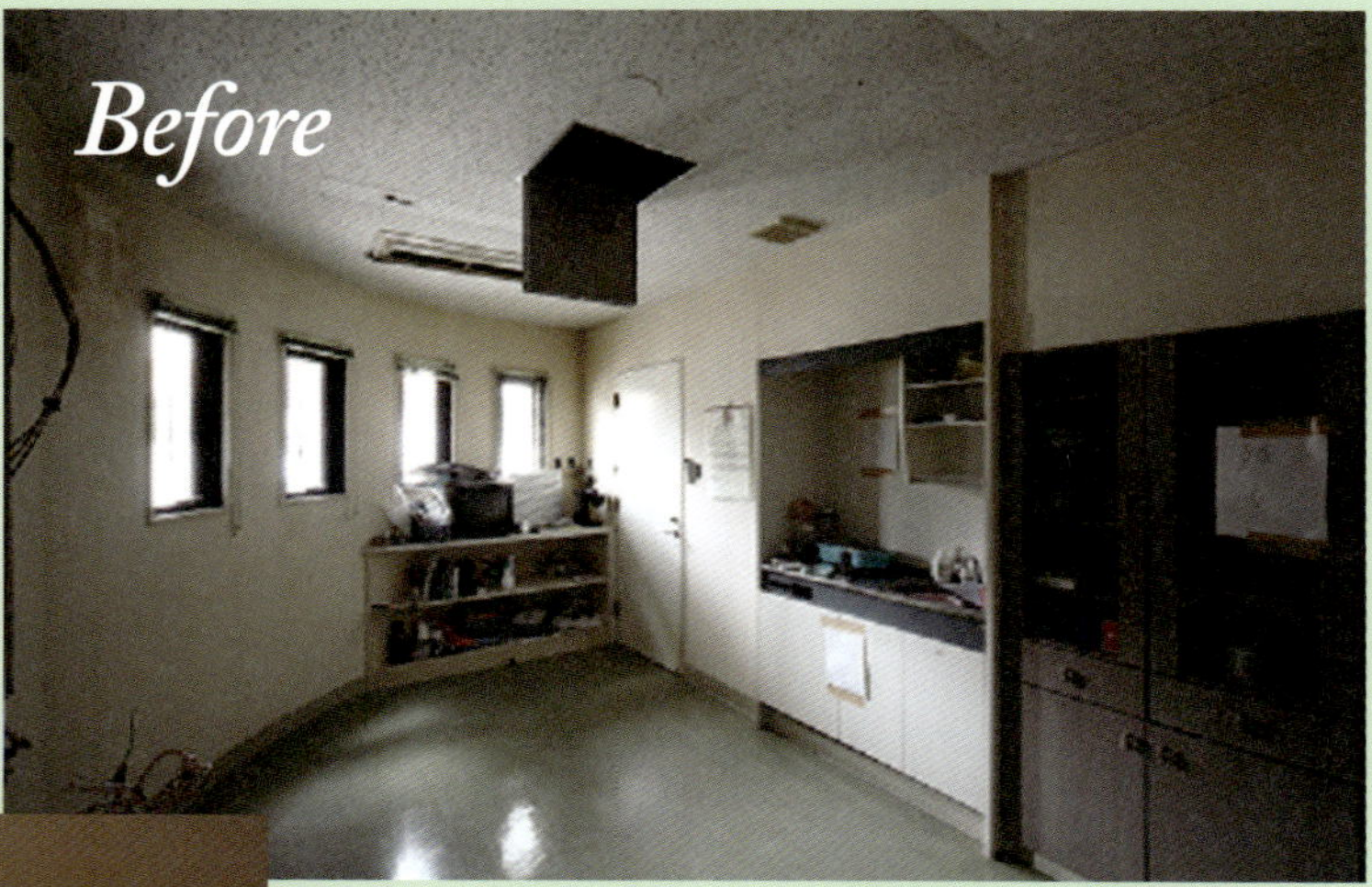

リフォーム前の問題点

1 整形外科クリニックのリフォームにあたり、玄関入口の窓から緑の見える一番よい部屋がスタッフルームとして使用されていました。

2 診察室は患者さんにとっても医療スタッフにとっても、心地よい空間であってほしいという思いから、診察室への変更を提案し、R（曲線）の壁や太陽の採光を活かすことにしました。

リフォームの
コンセプト

★冷たい空間ではなく、温かみと優しさがあふれる診察室。
★院長の自宅を訪問して、元気になって帰っていただくようなイメージ。

工夫したポイント

1 R の壁に沿った間接照明。
・柔らかい形と柔らかい光が患者さんをお迎えします。

2 院長と話しやすい角度（正面に座るのではなく話しやすいとされる 45 度の角度になるような机をデザイン。

3 色合いをベージュと茶系で柔らかくしカーテンの色をアクセントに

4 窓辺はクリニックでよく使うブラインドではなく、ローマンシェードのカーテンにしレースを通した光が柔らかく入ってくるようにしました。

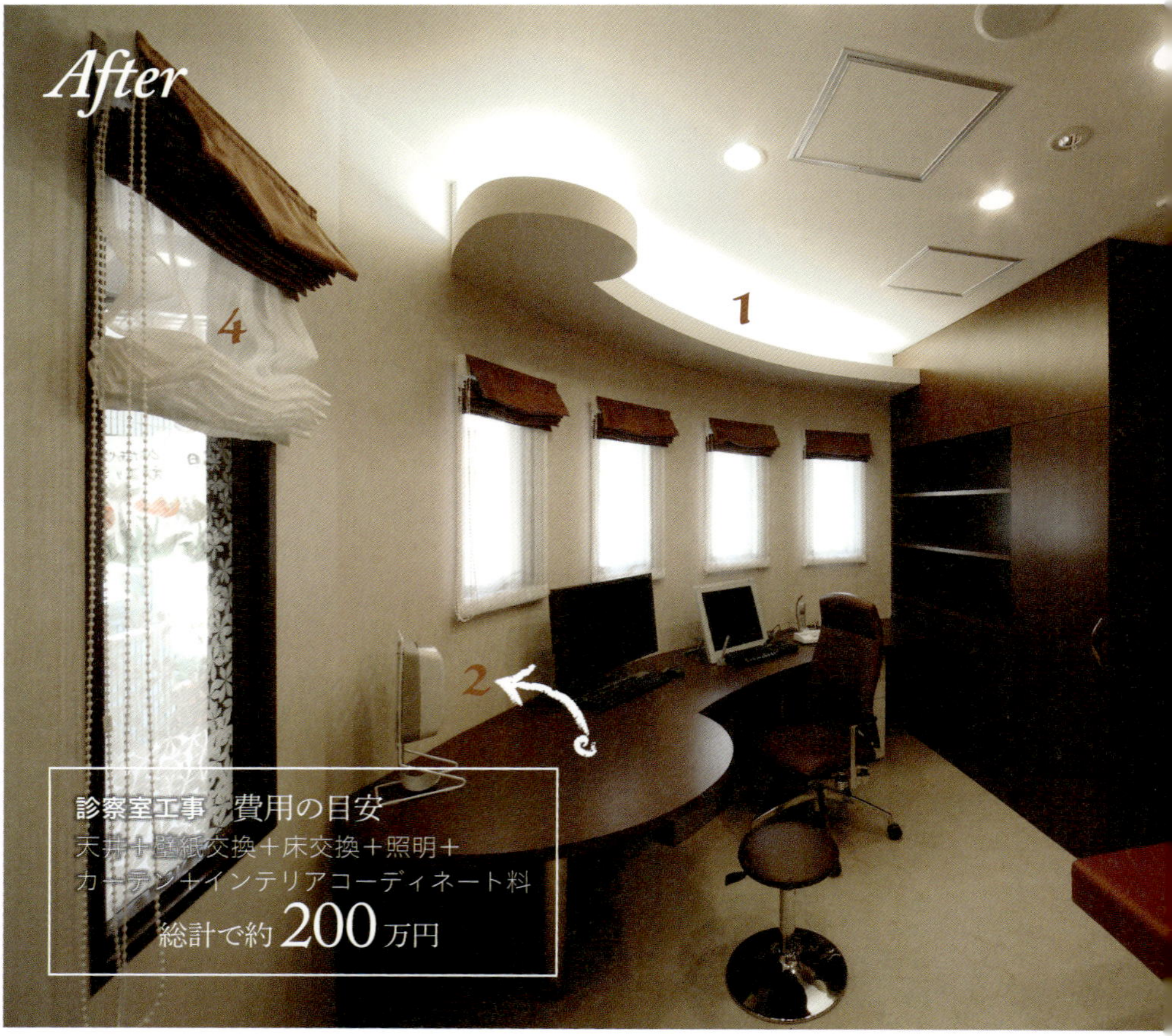
After
1
2
4
診察室工事　費用の目安
天井＋壁紙交換＋床交換＋照明＋
カーテン＋インテリアコーディネート料
総計で約 200 万円

50

キッチンのリフォームで感性を磨く

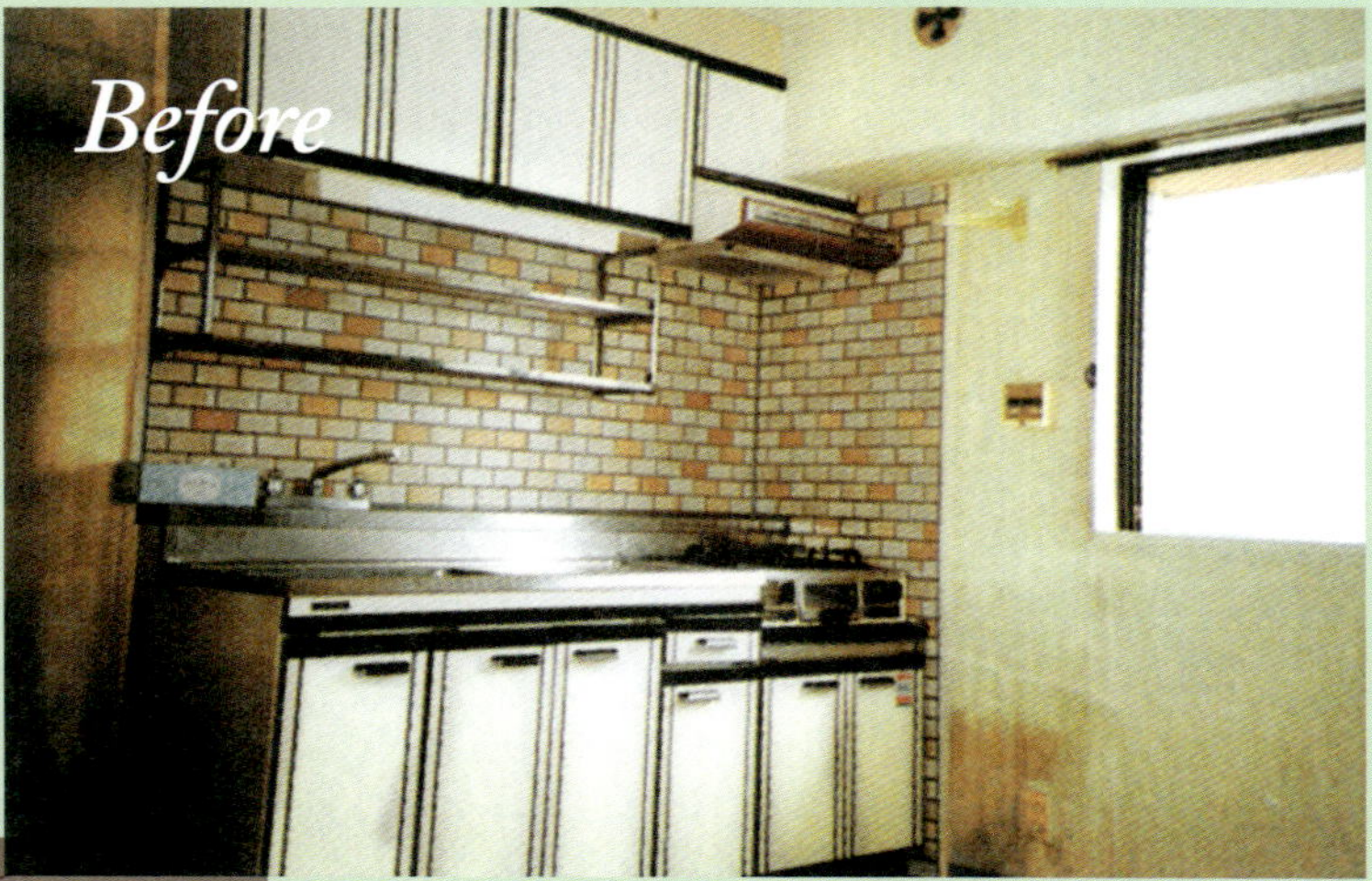

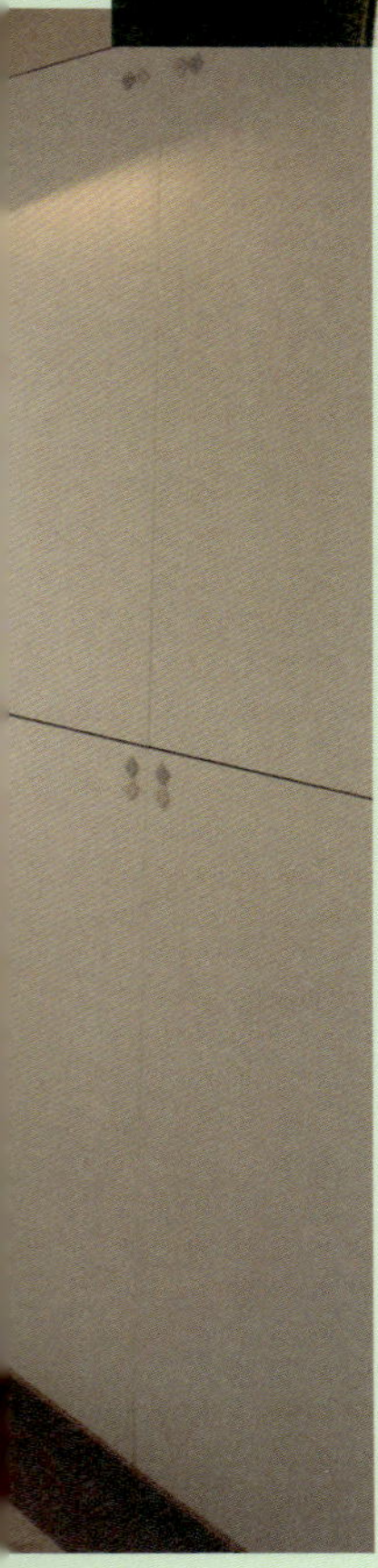

リフォーム前の問題点

1 中古マンションを購入した某総合病院の看護師長さんから、キッチンをリフォームしたいという依頼がありました。「スタッフナースには、環境を整えて感性をアップさせようと日頃から言っているが、我が家を見直すと購入時のまま。インテリアを自分らしくして感性を上げたい」という動機でした。

2 キッチンを変えたいという要望から室内を見直してみると、単にリフォームするだけでなく、ワンランク上がる暮らし方の提案が見えてきました。

リフォームのコンセプト

★旅行が趣味の看護師長が自宅では仕事を忘れ、気分転換ができるようにヨーロッパのリゾートマンションをイメージしました。

工夫したポイント

1 白の木目のキッチンにピンクの壁をコーディネート。

・ピンクは気持ちが穏やかになる色。海外の雰囲気にするためクロスは使用せず、塗装でやわらかく仕上げました。

2 照明は優しい電球色に。

3 キッチン前のタイルには、イタリア製を使用。雰囲気を演出しました。

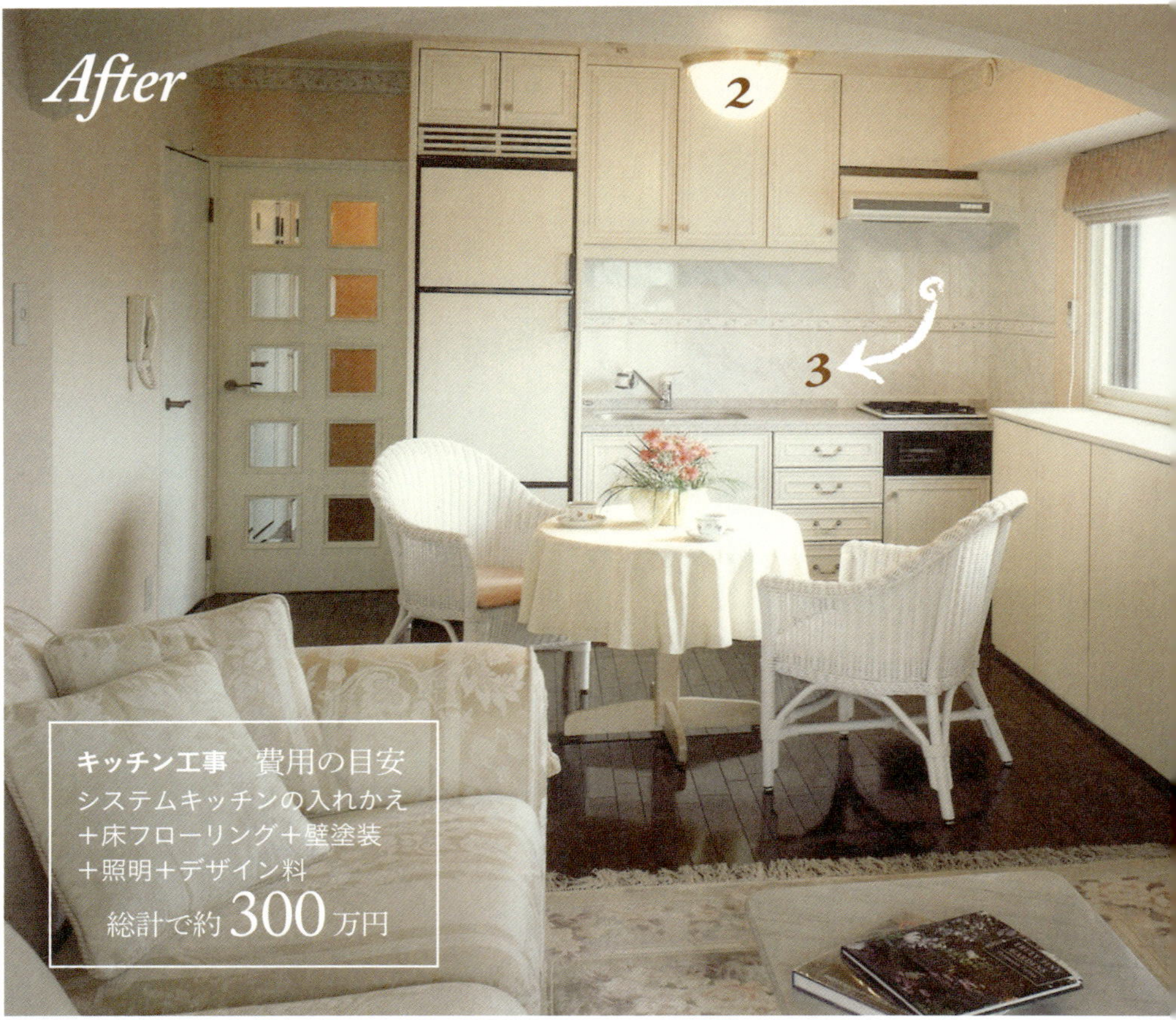
After
2
3
キッチン工事　費用の目安
システムキッチンの入れかえ
＋床フローリング＋壁塗装
＋照明＋デザイン料
総計で約300万円

※ 1　小林麻央：オフィシャルブログ「KOKORO.」. 2017/5/22　07:19:38.
https://ameblo.jp/maokobayashi0721/entry-12276831286.html

※ 2　Ulrich：View through a window　may influence recovery from surgery. Science. 224. 420-421. 1984.

※ 3　B・P・トーキン. 神山恵三：植物の不思議な力＝フィトンチッド. 講談社. p34. 1980.

※ 4　フロレンス・ナイティンゲール. 小玉香津子・尾田葉子訳：看護覚え書き　本当の看護とそうでない看護. p9. 日本看護協会出版会. 2004.

※ 5　フローレンス・ナイチンゲール. 湯槇ます監修：ナイチンゲール著作集　第三巻. アグネスジョーンズをしのんで. p.246. 現代社. 1977.

※ 6　フェイバー・ビレン：ビレン色彩学と色彩療法. 青娥書房. p84. 2009.

※ 7　Ulrich：View through a window　may influence recovery from surgery. Science. 224. 420-421. 1984.

※ 8　大貫恵美子：日本人の病気観. 岩波書店. p30-31. 1985.

※ 9　http://www.kansensho.or.jp/sisetunai/2005_10_pdf/14.pdf

※10　癒やしのトイレ研究会：病院のトイレに関するアンケート調査. 2013.
https://hospitality-toilet.jp/questionnaire/hospital_quest004.html

※11　フロレンス・ナイティンゲール. 小玉香津子・尾田葉子訳：看護覚え書き　本当の看護とそうでない看護. p24. 日本看護協会出版会. 2004.

※12　フロレンス・ナイティンゲール. 小玉香津子・尾田葉子訳：看護覚え書き　本当の看護とそうでない看護. p55. 日本看護協会出版会. 2004.

※13　豊満美峰子・松本仲子：食物・食器・食卓の配色が嗜好に及ぼす影響. 日本調理科学会誌. 38(2). p.181-185. 2005.

あとがき

　私が看護師を辞めてインテリアの修行後、初めて個人邸を設計してから25年の歳月が流れました。その間、様々なお仕事、たくさんの方々と知り合うことができました。たったひとりで開業した事務所も今では10人近い家族になり、仕事のフィールドも都内のほか、大阪、京都、神戸、九州や石垣島、ベトナムまで広がりました。そして、私がこれからどのように医療施設をデザインしていけばよいのか道しるべとなる出来事が、２０１８年の６月に起こりました。

　私は、米国テキサス州の都市・ダラスにある富裕層向け高齢者施設を取材見学しました。この施設では、高齢者がリタイアして身体が不自由になったり、認知症になったりした時に自分の家を売って入居されます。人生の最期を過ごす家です。

　まず驚いたのはフロントです。一歩入るとアロマの香りで出迎えられ、アートあり、様々なデザインの家具あり、色彩がとても豊かでした。センスよくテーブルセッティングされたレストランはオープンキッチンになっており、視覚からも食欲をそそります。

居室もカラフルでアートに満ちていました。心豊かになり、脳を活性化させてくれます。認知症入居者のフロアではオブジェがいたるところに飾られ、認知症でない入居者のフロアと何ら変わらないインテリアであったことも感動しました。

日本の高齢者施設・認知症者のフロアでは、危ないものは排除され殺風景な空間となっています。今まで生きてきたその人らしさが感じられなくなってしまいがちですが、ダラスの施設では最期までその人らしく、健康であった時と何ら変わりなく住まう環境が用意されていたのです。

最期まで自立して自分らしく生きる。医療職の都合に合わせるのではなく患者さんに合わせる。そんな医療のあり方から患者さんが回復する施設づくりの提案をしていくことが、これからの私の使命だと思っています。

最後に本書を企画・プロデュースされた日本看護協会出版会の青野昌幸氏に謝辞を述べたいと思います。青野さんとは13年前に雑誌「看護」でインタビュー記事を書いていただいてからのご縁です。そして昨年、「戸倉さんがこれまでにデザインされた医療施設の外装と内装の写真を見開き頁で解説し、デザインは施設の重要な要素であると提案する本をつくりたいんです」というオファーをいただきました。

私がイメージする看護書からかけ離れた独創的な発想に驚いたのと同時に、とても面白そうで挑戦しがいのある企画だと思いました。

本書の表紙、誌面レイアウト、どんなテーマで書くか、写真は何を使うか、記事のタイトルをどうするか、など1つひとつの青野さんの提案に対して、著者・デザイナーとして私の意見を述べ、反映していただくという化学反応的な編集作業を経て、非常にユニークな「医療の視点からデザインと人の健康を考える本」ができたのかなと思っています。

読者の皆様にも、本書を目で楽しんでいただくとともに、1つでも2つでも本書のデザイン提案を参考にしていただくことがあれば、それに勝る喜びはありません。

感謝をこめて

2019年4月

戸倉蓉子

医療《いりょう》の場《ば》を整《ととの》える環境《かんきょう》デザイン

2019 年 5 月 20 日　第 1 版第 1 刷発行　　　＜検印省略＞

監　修　　戸倉蓉子《とくらようこ》

発　行　　株式会社　日本看護協会出版会
〒 150-0001　東京都渋谷区神宮前 5-8-2　日本看護協会ビル 4 階
〈注文・問合せ／書店窓口〉TEL/0436-23-3271　FAX/0436-23-3272
〈編集〉TEL/03-5319-7171
http://www.jnapc.co.jp

装　丁　　手塚久美子（móno）

印　刷　　奥村印刷株式会社

本書の一部または全部を許可なく複写・複製することは著作権・出版権の侵害になりますのでご注意ください。

ⓒ 2019 Printed in Japan
ISBN 978-4-8180-2188-4